GUSHANGKE CHANGJIAN JIBING KUAISU KANGFU JISHU

骨伤科常见疾病
快速康复技术

主编 熊 勇 李绪贵

长江出版传媒
湖北科学技术出版社

图书在版编目（CIP）数据

骨伤科常见疾病快速康复技术／熊勇，李绪贵主编.
—武汉 ：湖北科学技术出版社，2023.3
ISBN 978-7-5706-2281-8

Ⅰ．①骨…　Ⅱ．①熊…　②李…　Ⅲ．①中医伤科学 –
康复医学　Ⅳ．①R274

中国版本图书馆 CIP 数据核字（2022）第 200659 号

责任编辑:李　青　　　　　　　　　　　　封面设计:张子容　胡　博

出版发行:湖北科学技术出版社　　　　　　　电　　话:027-87679468
地　　址:武汉市雄楚大街 268 号　　　　　　邮　　编:430070
　　　　　（湖北出版文化城 B 座 13-14 层）
网　　址:http://www.hbstp.com.cn

印　　刷:武汉邮科印务有限公司　　　　　　邮　　编:430205

787×1092　　1/16　　　　　11 印张　　　　　　270 千字
2023 年 3 月第 1 版　　　　　　　　2023 年 3 月第 1 次印刷

定价:58.00 元

骨伤科常见疾病快速康复技术

主　编　熊　勇　李绪贵

副主编　吴　淼　陈莉莉　邹　阳　刘华英　胡昭端

编　委（按姓氏笔画排序）

马玮玮　李　馨　李彤彤　李灵达

吴　鹏　宋任萌　张　彦　赵　柯

黄　冉　梁振东　谢有琼　熊　袁

序

随着社会经济的日益发展和人民生活水平的不断提高,人们越来越关注生命的价值和自身的健康。康复医学以提高患者生活自理能力及其生存质量作为研究目的,已成为20世纪50年代以来发展最为迅速的学科。骨伤科疾病是临床常见病种,临床表现多有剧烈疼痛、活动受限的特点,采用康复治疗可以有效改善和促进血液循环、缓解疼痛、消除肿胀、加速创伤愈合、避免组织粘连。接受手术治疗的患者,手术仅仅是其治疗的开始,而康复治疗需贯穿整个治疗过程。快速康复是康复医学的新观念、新方法,它提倡多学科合作,康复团队从手术早期就开始介入指导,保障手术安全,减少术后并发症,尽早恢复功能。在我国,运用康复技术促进骨伤科疾病患者康复已经得到广大医务工作者及患者的认可,但如何实现快速康复,仍是亟待解决的临床问题。

本书在快速康复这一新理念指导下,针对骨伤科的各种常见疾病,从疾病的临床特点、康复评定入手,对术前教育和术后康复做了系统的阐述。并且把中医手法、针灸、松解技术、传统功法等传统康复技术与物理治疗、作业治疗等现代康复技术相结合,做到了骨伤科常见疾病的医护康复一体化,在骨伤常见疾病的临床康复中实属首创。

本书的编写人员由武汉市三甲医院骨伤科、康复科、推拿科的临床专业人员及湖北中医药大学骨伤康复专任教师组成,有着丰富的临床经验及高等教育的教学经验。本书是编写人员临床康复经验的结晶,希望这本《骨伤科常见疾病快速康复技术》能够成为骨伤科、康复科临床年轻医师的案头必备参考书,亦可供康复治疗学和中医骨伤科学专业学生学习使用。

湖北中医药大学附属湖北省中医院康复医学科主任
中国康复医学会推拿技术与康复专委会主任委员
2022 年 5 月

前　言

　　康复医学是一门新兴学科,与临床医学、预防医学、保健医学并称为"四大医学"。作为现代医学的重要组成部分,康复医学以改善病伤残者功能障碍,提高其生活自理能力,帮助患者重返社会为研究目的。近年来,由于人口结构变化、工作压力增大、出行方式改变,我国骨科疾病发病率明显升高。部分骨科疾病有致残可能,患者发病后常感疼痛难忍、活动受限,自觉生活质量下降的同时,也给家庭、社会带来巨大负担。大量研究证明,运用康复医学理论,在积极预防的基础上,结合康复评定与康复治疗,能有效加快骨科疾病患者的康复进程,使其机体功能改善,生活质量提高,显著降低致残率。加强骨科疾病的康复治疗,对于患者及社会具有重要意义。

　　目前骨科康复是以骨骼肌肉、神经系统功能康复的理论为指导,在骨科临床诊治及功能评定的基础上,运用康复技术,改善或代偿患者受损的机体功能,提高患者生活质量,令患者尽快回归家庭和社会。康复技术具有消除肿胀和疼痛,加速损伤愈合;维持或增加关节活动度,预防挛缩畸形;增强肌力,预防肌肉萎缩;改善肢体活动能力,增强稳定性和平衡性;减少骨量丢失,预防骨质疏松;提高职业劳动能力和生活质量的作用。本书第二章按物理治疗、作业治疗、临床康复工程、注射治疗及中国传统康复治疗技术,对常用的康复技术进行了简单介绍。现代骨科疾病根据不同的发病原因、疾病发展、经济条件,可选择手术治疗或保守治疗,无论选择哪种治疗方案,均应结合康复技术。对于选择手术治疗的患者,骨科医生不仅要重视手术操作,也要关注围手术期康复、综合管理和术后随访等,这是保障功能恢复的前提。

　　本书所提到的骨伤科快速康复概念,始于20世纪90年代,国内目前尚处于研究阶段,在关节外科这一亚科中的应用相对较为成熟。快速康复通过康复技术干预与临床医疗环节紧密结合,甚至提前介入、融合到临床医疗过程中去,加快骨科疾病患者康复的速度。将着眼点从临床医疗环节前移到预防保健环节,再向后延伸到功能康复环节,形成以临床医疗为中心,集预防保健、临床医疗、功能康复于一体,具有系统性、全面性、整体性,能够覆盖健康全周期的知识面、能力链及技术链。

需要注意的是，在快速康复过程中，医患之间能否协作配合是影响康复效果的关键。医护人员耐心细致、科学合理的指导，和患者的理解配合相结合，快速康复技术才能发挥最佳效果。

随着现代医学的进步，康复治疗已逐渐被医务工作者及患者所认可，成为骨科治疗过程中必不可少的一部分。构建规范医护康复一体化治疗模式已经成为未来的发展趋势，这为医疗工作者带来了新的挑战，要求骨科医护人员在努力学习骨科基本知识的同时，更要紧跟骨科发展，学习新理念、新技术。

目前，我国骨科诊疗技术已经处于国际先进水平，但骨科康复技术发展相对滞后，仍有较大提升空间。本书意在瞄准骨科康复的国际先进水平，推动我国骨科康复的发展，为广大患者带来福音。全书十二章，分快速康复理念、常用康复技术、骨伤科常见病的康复三部分。第三部分对临床常见的骨伤科疾病进行了系统性总结，从临床特点、康复评定、康复治疗、健康宣教四个层面进行论述，以期为骨科医护人员和康复治疗师提供参考。

本书难免有疏漏之处，诚望广大读者多提宝贵意见，以便再版时修订完善。

目　　录

第一章　快速康复理念

第一节　概　述

一、康复与康复医学

（一）康复

康复是指通过综合协调地采用各种措施,消除或减轻康复对象(病、伤、残者等)身心及社会功能障碍,使其已经丧失的功能尽可能快地、尽最大可能地得到恢复和重建,生活自理能力得到增强,生存质量得到提升,能重返社会和家庭生活。

（二）康复医学

康复医学是以研究病、伤、残者功能障碍的预防、评定和治疗为主要任务,以改善病、伤、残者的躯体功能,提高生活自理能力,改善生存质量为目的的一个医学学科。

研究对象主要包括各种原因引起的功能障碍者,各种原因引起的慢性病患者,亚健康人群和不断增长的老年人群。

康复医学包括康复预防、康复评定和康复治疗。

康复预防分为一级预防,二级预防,三级预防。1980 年发布的《国际病损、残疾、残障分类》(ICIDH 模式)将残疾划分为三个独立的类别,即病损、残疾、残障。一级预防针对的是病损,二级预防针对的是残疾,三级预防针对的是残障。

病损,也可称之为病伤、残损,现称之为"身体结构受损",是指心理上,生理上或解剖结构上或功能上的任何丧失或异常,是生物器官系统水平上的残疾。残疾现称为"活动受限",是由于残损使能力受限或缺乏,以致人们不能按正常的方式和范围进行活动,是个体水平上的残疾。残障现称为"参与限制",是由于残损或残疾而限制或阻碍一个人完成正常的社会作用,是社会水平的残疾。

康复的评定是康复治疗的基础,要求客观地、准确地评定功能障碍的原因、性质、部位、范围、严重程度、发展趋势、预后和转归,为制订有效的康复治疗计划,打下牢固的科学基础,评定的时间应在康复治疗开始前、康复治疗中、康复治疗结束后进行,分别对应评定初期、中期、末期。康复医疗应始于评定,止于评定。

康复治疗的原则强调早期介入、综合施治、主动参与、全程干预,治疗手段包括有物理治疗、作业治疗、言语治疗、康复工程、康复护理、中医治疗、心理咨询、问题治疗和社会服务。

二、快速康复的概念

快速康复,又称为加速康复外科(enhanced recovery after surgery or fast - track surgery,

ERAS 或 FTS),是以循证医学证据为基础,通过外科、麻醉、护理、营养等多学科协作,对涉及围手术期处理的临床路径予以优化,通过缓解患者围手术期各种应激反应,达到减少术后并发症、缩短住院时间及促进康复的目的。其核心是强调以服务患者为中心的诊疗理念。

主要内容包括:术前部分、术中部分、围手术期液体治疗、术后部分。

(1)术前部分。包括宣教、戒烟戒酒、访视与评估、预康复、营养支持、预防性抗血栓、禁食禁饮、肠道准备、麻醉用药。

(2)术中部分。包括预防性应用抗生素与皮肤准备、麻醉方法、麻醉药物选择与抗应激管理、低阿片多模式镇痛策略、炎症管理、气道管理与肺保护策略、脑保护策略、输液及循环管理、体温管理、手术方式与质量、围手术期血糖控制、鼻胃管留置、腹腔引流、导尿管留置。

(3)围手术期液体治疗。是围手术期治疗的重要组成部分,大型、特大型手术及危重患者提倡以目标为导向的液体治疗理念,根据不同的治疗目的、疾病状态及阶段个体化制订并实施合理的液体治疗方案。

(4)术后部分。包括疼痛管理、恶心呕吐的防治、饮食管理、贫血防治、早期下床活动、出院基本标准、随访及评估结果。

第二节 骨伤科快速康复发展

1997 年,丹麦哥本哈根大学 Kehlet 教授首次提出加速外科康复理念(FTS),2005 年欧洲营养和代谢学会(ESPEN)制订了加速康复外科(ERAS)围手术期规范化整体方案,2007年 ERAS 理念由黎介寿院士引入中国,同年,江志伟等发表了国际上第一篇胃癌应用 ERAS的临床研究,此文后为欧洲 ERAS 协会发表的国际第一部外科专家共识所引用。2010 年在瑞典成立了国际性、多学科的非营利性学术协会——ERAS 学会。2015 年,我国成立了ERAS 协作组,在南京召开了第一届 ERAS 全国大会,并发布了第一部 ERAS 中国专家共识。ERAS 理念在全球的应用现已逐步拓展至骨科、心胸外科、妇产科、泌尿外科、耳鼻喉头颈外科、普外科等外科相关领域,均取得了良好的成果。近二十年来,各个外科相关领域都相继发布了指南和共识,快速康复理念应用于现代医疗已经成了必然趋势。

骨伤科 ERAS 始于 20 世纪 90 年代,在国内目前尚处于研究阶段,其中 ERAS 在关节外科这一亚科中的应用相对较为成熟。2012—2017 年是其飞速进步时期,2015 年卫生和计划生育委员会行业科研专项“关节置换术安全性与效果评价”项目组成员,在上海成立关节置换术加速康复协作组,随后发布了《中国髋、膝关节置换术加速康复 - 围术期管理策略专家共识》,2017 年中国首部骨科 ERAS 专著《现代关节置换术加速康复与围手术期管理》正式出版,书中针对现代关节置换术围术期管理的各方面进行了更加深入、细致的阐述,提出了具体化、可操作的临床指导意见,开创了国内加速康复关节外科发展的新局面,此后 ERAS 在脊柱骨科、创伤骨科、运动医学等骨伤科亚专业中相继得到应用和深入研究。

骨伤科 ERAS 主要包括术前宣教、控制疼痛、睡眠、早期进食、围手术期血液管理、预防血栓用药等,配合康复团队的早期介入,以保障手术安全、减少并发症、缓解手术疼痛、控制费用、尽早恢复功能。其原则是“减少创伤及应激”,核心部分是营养、镇痛(睡眠)和运动。

骨伤科常用的康复技术有物理治疗、作业治疗、临床康复工程、注射治疗、中国传统康复治疗。其中，常用的中国传统康复治疗技术有针灸、拔罐、推拿、传统功法等。

骨伤科康复重视关节活动度和肌力等功能性训练、疼痛管理、术后修复和防治并发症。物理治疗大多应用于消炎镇痛，作业疗法和临床康复工程多应用于功能训练，中国传统康复疗法目前常应用于患者睡眠和疼痛的管理、机体的修复，注射治疗应用于营养和疼痛管理，多种康复技术可单独或同时使用以快速恢复患者正常的生理功能。康复技术与 ERAS 的结合可从多个维度减少手术应激和并发症，加速康复的进程，改善患者的预后。

关节外科是我国骨伤科 ERAS 发展最早且相对完善的领域，2012 年四川大学华西医院裴福兴牵头开展了卫生部"关节置换安全性评价"项目的研究，建立了涵盖 26 家大型医院和 50 家推广医院的数据库，根据上述数据库，项目组成员组织国内相关专家对数据资料进行整理、分析和挖掘，起草并完成了《中国髋、膝关节置换术加速康复——围术期管理策略专家共识》，该共识主要围绕髋、膝关节置换术总体策略、贫血诊治、疼痛与睡眠管理、血栓管理、血液管理等方面细化，尤其重视抗感染、抗凝、镇痛的应用，填补了国内加速康复关节外科领域的空白。随后，指南共识不断完善，髋膝关节置换术是目前骨伤科 ERAS 应用中最具代表性且最权威的疾病。

脊柱外科疾病往往与神经系统症状密切相关，手术风险相对较高，并发症多，评定起来相对较为复杂，故牵引、推拿和功能训练等非手术治疗也很受重视。脊柱外科 ERAS 指南涵盖了腰颈椎前后路、内窥镜手术等多种手术入路。其中术前训练发展得相对完善，如颈椎前路的术前准备中的吞咽功能训练、气管食管推移训练、肺功能训练、手术体位训练、颈部制动训练等。

创伤骨科重视术后的阶段性治疗和疼痛管理，目前的研究主要围绕骨折展开，尤其是踝关节骨折、跟骨骨折、桡骨远端骨折、肱骨髁间骨折、开放骨折。创伤外科 ERAS 在防治和预防思想上发展得较好，如踝关节的物理康复技术的应用——冷敷，可以缓解患者的疼痛与肿胀，减少并发症。疼痛管理采用预防性镇痛，不同于多模式疼痛管理，是用于术前的初始疼痛管理，二者常同时应用，减少患者对阿片类药物的依赖，尽早开始康复锻炼。

慢性病和老年病重视预防，非手术疗法占比较大，以功能训练、物理疗法及中医特色疗法为主。ERAS 目前在慢性病中的研究应用相对较少，但其具有"以人为本""重视预防"等核心理念，十分适合需要建立预防并发症意识且长期在医护协同帮助下的慢性病患者。根据疾病进程，适当选择手术治疗、非手术治疗和 ERAS 的结合也许更适合这一类患者。以下就常见的三个慢性病简单介绍一下 ERAS 在骨科慢性病中的应用。

腰椎间盘突出症（lumbar intervertebral disc protrusion，LIDP）：腰椎间盘突出症迁延不愈，严重影响生活质量，虽然手术治疗和保守治疗为主要的治疗方式，但其愈后和复发率与康复护理密切相关。ERAS 在腰椎间盘突出症围手术期的主要优势在于可以明显减轻疼痛，减少术后并发症发生率，缩短术后住院时间，改善心理健康状况，提升患者满意度，是值得推广的围手术期康复方法。它主要是通过调控术中麻醉剂用量，改善体温控制方式和镇痛途径，可以预防认知障碍等并发症。有学者在 ERAS 基础上进行延续性管理，积极开展多学科协作与 ERAS 的联合应用，发现在降低疾病复发率和改善愈后上确实有效，突破了 ERAS 发展中的局限，值得进一步探索。

膝关节骨关节炎（osteoarthritis，OA）：临床表现为膝关节肿胀、疼痛、行走困难、上下楼活动受限、下蹲起立困难,严重影响患者心理健康和生活质量,治疗周期长,难以根治,治疗上要缓解关节疼痛,促进渗出液吸收,恢复关节功能,重视功能训练和作业治疗。已有学者基于 ERAS 对伴有焦虑的膝 OA 患者进行了全膝关节置换(TKA)术中的应用研究,研究证实 ERAS 疼痛管理使焦虑患者 TKA 术后疼痛得到缓解,减少了焦虑情绪,提高了膝关节功能锻炼的依从性。

颈椎病:又称颈椎综合征,是一种以椎间盘退行性改变为基础,继发颈椎骨质增生、颈项韧带钙化等改变,刺激或压迫颈部神经、脊髓、血管而产生的一系列症状和体征的综合征。临床以非手术治疗为主,发病率与生活习惯密切相关。四川华西医院探索并制定了颈椎病特色营养管理方案,构建了包括骨科、营养科、麻醉科、康复科等多学科管理团队和稽查制度,以临床营养护士、骨科医师、麻醉科医师、营养师为实施层,形成了围手术期营养管理完整的流程。

此外,快速康复在预防感染、防治栓塞、骨肿瘤、踝关节不稳等也有一定的专项应用与研究,也有学者在积极开展骨质疏松方面的研究。在不同疾病中的应用都有一定的特殊性,如骨肿瘤大手术作为出血量大的骨科手术,手术所致的隐性失血往往为显性失血量的 2～3 倍,所以快速康复在该领域的应用中特别注重血液管理、抗菌药物的预防使用和预防血栓。术前防贫血,术中控制出血,术后防贫血和贫血性休克。目前术中出血控制技术主要包括:选择性介入血管栓塞、腹主动脉球囊阻断、术中控制性降压、抗纤溶药物应用、自体血回输及应用止血带等。骨肿瘤大手术术后运用物理疗法、作业疗法、假肢矫形及其他辅具等康复医学手段促进淋巴结回流防血栓。

虽然目前快速康复在手术中的应用发展迅速,但仍不够完善,大多偏重于术后和术中,术前的发展空间相对较少。其目前研究方向主要在防治并发症和缩短康复时间,这与中医的治未病、康复、养生等思想不谋而合,可以与中医康复相结合,拓展中医康复在慢性病中的应用,从而完善术前及术后部分,会更加符合我国民生和国情。此外,ERAS 还未完全进入临床阶段,某些地区的医保体系并不适用于快速康复的临床应用,多科室协同的模式也尚未有统一的定论,能否完成理想中的医疗体系的建设仍需更多的探索和我们共同的努力。

第三节　快速康复的地位与作用

一、快速康复在临床的地位与作用

快速康复是康复医疗的一大新风气,符合时代趋势,注重人文关怀和患者权益,以患者为先,打破了传统"以疾病为中心"的模式,强调预防及防治的思想,与祖国医学"治未病"的思想不谋而合。快速康复团结各个科室,增强科室间凝聚力,改善医患关系,是整个医疗系统的一次改革。

快速康复是一个重要的临床手术护理指导方向,不仅仅是打破传统思想,还在原有的手术各阶段医护工作的认识上有指导作用,重新给出了规范化卧床、禁食、用药的认识,明显提高了临床疗效,为创造优良的医疗环境和社会环境打下了基础。

快速康复虽然发布了许多指南,但在细节上仍缺乏完善的指导,目前新兴方向主要集中在麻醉药物的应用、进食时间、血液管理等方面,在术前各项评估、宣教、预康复等方面仍需完善。目前良好的临床反馈和对手术明显的完善效果决定了快速康复将会成为继微创理念后的又一研究核心,是未来手术康复改善预后的发展方向。

快速康复获得了全面的认可。符合人民利益,代表目前我国医疗的发展要求,各省市相继开展"快速康复外科护理理论学习"教育项目,多家医院积极建设无痛病房,参与快速康复项目的建设;在经济上,减轻了我国国民医疗上的支出负担;在思想上,提升了医患的防治思想,更新了大众对"康复"的认识。

二、中国传统康复方法在快速康复中的地位与作用

中国传统康复方法在中医理论指导下具有独特康复理论和治疗方法,不局限于残障者的应用,范围更广,十分适用于快速康复。其主要以基于经络与腧穴理论的推拿、针刺、灸法、拔罐、刮痧等为主,还包含中药熏洗、热敷、导引等,目前常应用于对患者睡眠和疼痛的管理,在发扬了祖国医学的精华的同时,可以为快速康复的发展提供关键的突破点。

推拿作用于体表局部,通过健运脾胃、行气活血祛瘀,达到调整脏腑阴阳的目的。针灸是在人体经络腧穴上施行针刺、艾灸、注药、埋线、通电及激光辐照等,有疏通经络、调和气血、扶正祛邪、调和阴阳的作用。罐法能活血化瘀,疏通经络,调节脏腑气血阴阳,达到祛邪消肿、通痹止痛、行气化瘀、清热解毒的目的,其负压可刺激肌肉、神经及血管,在改善人体局部血液循环的同时,也可调节机体免疫功能。刮痧依据中医经络腧穴理论,在体表进行相应的手法刮拭,以防治疾病,可调节气机、平衡机体。临床上常同时使用多种传统康复技术以达到较好的临床疗效。

中国传统康复方法在快速康复的临床应用中应用范围广,减少了医护的工作量,拓展了术前术中部分的应用,丰富了现代康复理论和技术。中医适宜技术在骨科快速康复中的应用,主要有以下五个方面。

情志护理上,可辨证分型选取合适的康复技术配合太冲、行间、肝俞等穴位进行针刺按摩,还可根据中医五音与五脏对应关系的原理疏解患者情志。

在睡眠管理上,中医适宜技术对患者产生的毒副作用相对较小且疗效确切。主要以辨证论治为基础,通过穴位贴敷、耳穴埋豆、芳香疗法、中药药枕、中药足浴等技术来调理阴阳以改善患者的睡眠质量。现代医学的药理研究证实,吴茱萸粉涌泉穴穴位贴敷可提高患者术前的睡眠质量,薰衣草芳香疗法联合穴位按摩可提高骨科患者术后睡眠质量,有利于患者术后康复。推拿的应用上,选取百会与涌泉穴可沟通上下之经气,益智开窍,祛邪通络;选取内关与神门穴可宁心安神。在应用芳香疗法、中药药枕的适宜技术时,要仔细询问病史防过敏。

在疼痛管理中,常用的中医特色适宜技术有耳穴贴压、艾灸、中药外敷等。根据患者的病证虚实情况,按照缓(久)轻(虚)重(实)的原则,选取合适的耳穴贴压,进行适度揉按、捏压能有效缓解骨科患者的术后疼痛。关节置换术中,艾灸治疗可减轻术后的疼痛,并促进关节功能的恢复。中药外敷能起到消肿、镇痛的效果。

在康复锻炼方面,可通过穴位推拿、导引功法、中药熏洗等技术起到活血消肿、减轻关节肿胀僵硬、增加肢体活动度的作用,能促使患者积极主动功能锻炼以加快康复。有研究证实,足部热敷合并穴位推拿可以有效改善老年女性髋部骨折术后平均血小板体积和 D-二

聚体值的水平,并可提高其舒适度。早期功能锻炼中,应用健腰导引十二式练功法可有效改善术后的不良症状,对维持腰椎稳定性有良好的作用,可促进患者腰背肌肉的恢复从而促进患者日常生活活动能力的恢复。中药熏洗能有效缓解全膝关节置换术后局部疼痛和肿胀,改善关节和行走功能。熏洗过程中要避免烫伤,导引过程中不可操之过急。

防治并发症上,耳穴埋豆、穴位贴敷、中药热熨等中医适宜技术可加速患者术后胃肠功能的恢复。中药敷脐可调节胃肠功能,有效缓解骨科术后患者便秘。穴位推拿可减少留置导尿管时间,降低导尿管重置和术后尿潴留的发生率、尿路感染率。艾灸能明显改善骨科术后患者尿潴留情况。

中国传统康复方法在快速康复中应用是辅助技术与药物康复的结合,是整体与辨证的结合,是现代医学与传统医学的结合,为我国康复护理医疗体系的发展提供了启发性的意义。

第四节　医护康复一体化在快速康复中的应用

医护康复一体化管理模式是通过医护协同为患者制定个性化护理服务,提高患者配合度及护理效率,是实现快速康复"以人为本""加强预防"等核心观念的基础。医护康复一体化应用目的在于改善传统观念、提高临床技能、完善病房管理制度。目前,医护康复一体化在快速康复中的应用主要体现在"加速病房"的建设。

我国自引入快速康复理念以来,长期处于快速康复的研究发展时期,发展模式主要为多个围手术期项目管理的多学科管理路径,这一模式可以快速补充 ERAS 在各领域中的大面积空白,但是不够系统化,难以从研究阶段直接落实在临床。目前 ERAS 在各个领域的研究都已经形成了基础框架,也有了相应指南的规范指导,需要临床的实际反馈。所以,许多学者提出将加速康复完整地剥离出来,建设"加速病房",更好地落实"医护康复一体化"在 ERAS 中的应用。

"加速病房",我国目前又称为"无痛病房"。目的是通过建立完善疼痛评估体系,应用多模式镇痛和个体化镇痛等新方法,使患者安全、舒适地度过围手术期和功能康复期。虽然这两种说法在学者口中常同时出现,但还是略有区别。"无痛病房"针对的是快速康复流程中的疼痛管理的部分。作为快速康复理念中最完善且最核心的部分,从这一部分着手,可行性更高,也更具备快速康复的特色。基于国家的支持和国际主流倾向,无痛病房的建设和大量临床研究证实,在骨伤科疼痛临床护理工作中应用无痛病房管理模式,不仅可以有效改善患者的疼痛情况,还能有效地提升患者对护理工作的满意度,具有很强的临床应用价值,值得在临床中大范围推广和应用。

医护康复一体化是在原有康复科室的基础上结合"快速康复"的新兴理念发展完善来的,同快速康复一起从理论走向临床,在加速病房建设中起着全面且不同层次的作用。虽然医护康复一体化目前主要用于无痛病房,但其不仅仅只针对无痛病房,而是贯穿于康复的始终,包含了制定和指导特异性术前锻炼及康复处方。陈创奇教授在《加速康复外科病房建设探讨》一文中提出 ERAS 病房建设需要具备下列的几条标准或管理制度:

（1）需要建立一支加速康复外科多学科协作团队。

（2）建立多层次、多种手段的加速康复外科宣教及心理辅导制度。

（3）建立围术期加速康复外科全程管理制度。

（4）制定严格的加速康复外科出院标准。

（5）完善的加速康复外科随访制度。

（6）建立完善的 ERAS 稽查制度。

其中，加速康复外科多学科协作团队（ERAS-MDT）是指由医学知识和临床技能互补的多个学科医疗专业人员组成的群体，以手术患者为中心，相互协作、集束化施行一系列 ERAS 措施，减少手术麻醉的创伤应激及并发症，并持续进行效果评估和质量改进，以促成手术患者的身心康复，其终极目标是实现"手术无痛零风险"。

人员组成方面以外科（包含骨伤科）专家为主导的医护麻团队，是当前国内主要的 ERAS-MDT 构建模式，其他学科人员（理疗师、营养师、心理专家等）为非核心成员，参与度低，难以全面、系统地贯彻 ERAS 各项措施，同时职能较为单一，缺乏协调者角色，容易造成组织架构松散。医护康复一体化在此处的应用需要做出相应的改善，现在比较认可的是团队领导者、团队协调员、团队组成员的组成模式。团队领导者主要由外科专科主任担任，团队协调员一般由专科护士或医疗秘书担任，其他为团队组成人员。

建立多层次、多手段的加速康复外科宣教和心理辅导制度。可按照人员组成分为三个层次，但以医护中的"护"为主导，采用一对一、一对多、多对多等模式，"医"多以主治及以上医师群体为主定期开展讲座宣教，或以管床医师为主开展床边口头宣教。还可以借助多媒体、宣传手册、健康宣传栏等非人力手段。

建立围手术期加速康复外科全程管理制度。目前制定的加速康复外科出院标准尚不完善，前文华西医院对颈椎病制定的营养管理流程中提到了出院标准，但有局限性，仅可作参考。建立完善的加速康复外科随访制度和 ERAS 稽查制度需要基层医生配合，需要进一步完善社区卫生服务体系。"外科随访制度"又叫"延续性管理"，是将医院管理延伸至院外，由专业护理人员通过电话、随访、网络等多种形式，实现出院后与患者继续保持沟通交流，促进患者预后恢复。这个项目以护理人员和基层医师为主导，但我国目前基层医疗建设还在发展阶段，短期之内延续性管理可能会有所局限，发展较慢。

创建无痛病房，目前还需要组织护理人员了解无痛病房的理念和内容，系统地学习疼痛的性质和机制等知识，掌握疼痛的评估方法以及相关处理措施和原则，通过疼痛知识宣教为患者提供服务，规范患者的用药、康复锻炼以及疼痛控制。

此外，多学科协作存在科室差异性和疾病差异性，在无痛病房建设的术后回访部分也尚以理论为主，实施起来仍有困难。在建立全程管理制度和出院标准上也缺乏指导性标准，仍需探索和完善。

第二章 常用康复技术

第一节 物理治疗

一、概述

物理治疗是骨科康复常用的方法,即利用物理学原理,通过声、光、电、磁、热、力与运动等物理因子刺激人体,以改善血液循环,增强肌力、耐力,增强心肺功能,提高平衡与协调能力,缓解肌肉痉挛,增加关节活动度,恢复体能。物理治疗在骨科应用广泛,大体分为两大类:运动疗法和其他物理因子疗法。

二、运动疗法

通过治疗性运动保持和重新获得功能或防止继发性功能障碍的方法即运动疗法。

(一)促进肿胀消退

组织损伤后由于组织出血、渗出,出现外伤性炎症反应,加之疼痛,肌肉痉挛,局部静脉、淋巴回流障碍、滞留,肿胀因此出现。这时需要适当进行肌肉的收缩运动,即通过肌肉的"唧筒"作用,促进血液循环,可以对肿胀的消退起到促进的作用。

(二)保持和恢复关节活动度

人体关节可能因为关节疾病、外伤、手术、固定等原因出现骨性或纤维性活动范围受限,即出现关节外的软组织挛缩或关节内外发生粘连,或因为其他疾病(如瘫痪)导致活动减少或不能活动,可以通过适当的治疗性运动疗法保持或恢复关节活动度。包括主动运动、被动运动、关节连续被动运动(continuous passive motion,CPM)、牵引、助力运动、手法关节松动术等,根据不同病情选择不同的运动方式。

1. 被动关节活动度训练　由治疗师或患者自己用健肢协助的关节活动度训练。主要用于瘫痪患者预防关节僵硬、挛缩;另外在运动创伤的康复中用于关节僵硬、关节疼痛、关节粘连术后的患者。在不引起病情加重或不加重疼痛的情况下,活动范围尽可能接近正常最大限度。

2. 主动关节活动度训练　主动运动是指不需要借助外力,患者自己能够主动进行练习或者利用简单辅助器械如体操棒、绳索、滑车轮装置等进行锻炼。有条件者还可以进行水中运动,以利用水的浮力和温度,使动作更容易完成。开始训练时应先练习对抗肢体重量的锻炼,逐渐加强运动量,能够顺利完成后,再逐渐过渡到对抗阻力,增强肌力的训练。

3. 助力运动关节活动度训练　当患者主动运动力量不够或有疼痛时,由治疗师通过滑轮和绳索装置等简单器械,或患者用健肢施加辅助力量进行关节活动的训练,兼有主动运动和被动运动的特点,其所加助力要随肌力增加而逐渐减少。

4.（CPM）训练　即在 CPM 仪上进行关节活动度的练习。CPM 仪由加拿大著名骨科医师 Salter 发明,其可提供可控制角度、速度、持续时间,并围绕着与关节运动轴心相一致的机械运动。可以防治关节损伤、病变及关节制动所引起的关节挛缩粘连,促进关节软骨再生和关节周围软组织的修复,还有改善血液循环,消除肿胀和疼痛的作用。

5.持续牵引关节活动度训练　利用重力持续进行牵引的方法。使用牵引器具,将牵引的一端连接患肢,依靠牵引力使患肢维持在要求的位置,间隔一定的时间后去除牵引,放松患肢,如此牵引 – 放松反复进行。胶原纤维在载荷牵伸下可发生弹性延长和塑性延长,对关节进行持续一段时间的重力牵引,使挛缩和粘连的纤维组织产生更多的塑性延长以恢复关节活动度。此方法主要针对肌肉挛缩所致的关节活动度受限和关节活动受限早期。进行牵引的同时,在关节局部进行温热治疗,能显著地提高牵引的效果,并能减轻疼痛。牵引的程度以患者有轻度的能耐受的疼痛为宜。由于原发病的不同,对疼痛的耐受性不同,如痉挛性麻痹的关节挛缩能耐受很强的牵引力,而骨折固定所致的关节挛缩和慢性类风湿关节炎的炎症期,对疼痛很敏感,同时要注意防范继发性损伤。

6.关节松动术　治疗师进行一些操作以达到被动活动关节的目的。可以改善关节疼痛,维持或改善关节的活动度。基本方法如下。

（1）摆动:固定关节近端,关节的远端做往返运动,如关节的伸、屈、收、展、旋转等。

（2）滚动:屈曲关节两个关节面发生位移即为滚动,滚动同时伴有关节的滑动和旋转。

（3）滑动:平面或曲面关节发生的关节面侧方运动,为一块骨在另一块骨面上的运动。

（4）旋转:移动骨围绕静止骨关节面做圆周运动。旋转常同滚动、滑动同时发生。

（5）分离和牵拉:外力与关节面呈直角位移时为分离,外力沿骨的长轴方向使关节位移时为牵拉。

一般关节手术或炎症早期应进行轻柔的关节活动,尽可能不引起疼痛或在适当的镇痛情况下进行,可选择主动运动、被动运动、助力运动等,有条件的可使用 CPM。活动的幅度以患者可以耐受而没有很大的痛苦且每天有进步为原则;对于进行过关节松解手术的患者,应在渗血基本停止后即开始 CPM 治疗为宜,或者进行缓和的主动运动;对于不能自主活动的患者,要进行被动的关节活动,以维持关节的活动度,以免出现关节僵硬、挛缩或关节软骨的退变等。在进行关节活动时,动作、手法要轻柔,不宜粗暴。

（三）增强肌力训练

骨科患者几乎都需要进行肌力训练。一是因为骨科患者活动减少,需要维持现有的肌力,同时可以增加局部的血液循环,有利于患者的康复;二是对于肌力减退的患者,必须进行肌力锻炼以恢复肌力。

肌力训练是根据超负荷的原理,通过肌肉的主动收缩来改善或增强肌肉的力量。超负荷原理是:使肌肉以最大强度收缩,重复一定次数或持续一定时间以引起适度的肌肉疲劳,以便通过超量恢复原理使肌肉纤维增粗、肌力增强。并且应掌握训练间隔时间,使后一次训练在前一次训练引起的超量恢复阶段内进行以便使超量恢复得以巩固与积累,达到训练效果。根据肌力等级选择不同的训练方法。

1.肌肉收缩的形式　肌纤维在腺苷三磷酸（ATP）和 Ca^{2+} 激动下,使肌球蛋白与肌动蛋白在横桥结合,从而产生收缩。由于骨骼肌两端均附着于骨骼,随着肌纤维的缩短、延长或不变,以关节为枢纽,产生多方位的功能活动。骨骼肌在收缩时主要有两种形式,即有动收缩和无动收缩。

1）有动收缩。

（1）等张收缩（isotonic contraction）：指肌肉收缩时，整个肌纤维的长度发生改变，张力基本保持不变，可产生关节活动，大部分肢体活动均属此类。肌肉的等张收缩是人体肌肉的生理收缩形式，也是肌力训练的常用方式。现在已有最新的等张肌力训练仪，可以针对特定部位的肌肉设计，如股四头肌训练器，主要用于髋部各肌肉的训练等。等张收缩又分为两种，即等张向心性收缩和等张离心性收缩。

（2）等速收缩（isokinetic contraction）：指肌肉收缩时，产生的肌张力可变，而带动的关节运动的速度是设定不变的。等速收缩也有向心性与离心性两种不同的收缩，等速收缩产生的运动又称等速运动。这种收缩不是自然完成的，而是由仪器辅助产生的。可随肌肉收缩而产生相应的阻力，使收缩的角速度不变。等速收缩的概念于20世纪60年代由美国生物力学家Hislop和James Perrine提出，由此发展而来的等速技术逐渐形成。由于等速技术在肌力测试和训练上具有客观性、安全性和可重复性的特点，已被认为是肌力功能评估及肌肉力学训练的最佳方法，故其在骨科康复的应用前景十分广泛。美国Cybex公司1970年开发出等速功能训练及测定仪。设定角速度后，仪器可以感知训练者运动的力量，随之给予相应的最大阻力使训练者运动的角速度不变，从而可以得到最大的训练功效，目前认为等速训练及测定仪是最好的肌力训练仪器。并且由于仪器提供的阻力是顺应性的，对于运动创伤的训练有着较好的安全性。

2）无动收缩：又称等长收缩（isometric contraction），指肌肉收缩时，整个肌纤维的长度无改变（事实上是收缩成分缩短，不可收缩成分却被拉长），此时不产生关节活动，只表现为肌张力增高。等长收缩训练可在关节固定时防止肌肉萎缩，促进肢体的血液循环，如膝关节固定时进行股四头肌的等长收缩训练。

2. 肌力训练的原则

（1）超负荷原则：肌力训练负荷应超过现有水平，并逐步增加，递增速度为5%。在肌力训练高水平时降低递增速度：肌力训练达到较高水平，特别是接近极限水平时应降低负荷增加程度。

（2）特异性原则：掌握肌肉的解剖与功能，选择正确的动作与方法，针对特定的肌肉或肌群进行训练治疗，以达到训练的目的。

3. 肌力训练的方法　肌力训练之前，首先应对肌力进行测定，根据原有肌力的水平选择不同的肌力训练方法。

（1）肌力0级的训练方法：可进行肌肉电刺激疗法及传递冲动练习。肌肉电刺激疗法是通过电刺激以唤醒神经肌肉兴奋，防止肌梭的变形。传递冲动练习是患者试图使瘫痪的肌肉收缩的练习，以促进周围神经的再生及功能恢复。

（2）肌力1~2级的练习方法：可采用肌肉电刺激疗法及肌电生物反馈电刺激疗法。肌电生物反馈电刺激疗法是通过肌电图表面电极拾取肌肉主动收缩时的肌电信号，加以放大并转化为患者可视的曲线或声响后借助视觉及声响产生正反馈作用，促进肌肉收缩。

（3）肌力3~4级的训练方法：主要进行肌肉的抗阻训练。运动创伤引起的肌肉功能障碍，肌力都在3级以上，所以肌肉抗阻训练是运动创伤后康复治疗的主要肌力训练方法。在抗阻训练中肌肉通过承受较大的阻力，以增加肌纤维的募集，从而促进肌力的较快增长。

4.肌力训练的注意事项

（1）肌力训练前应进行适当的准备,如低强度的肌肉收缩等,训练后也应进行必要的放松活动,以防肌肉疲劳和损伤。

（2）应掌握适当的运动量,肌力训练应从较小的运动量开始,循序渐进。根据肌力增强的情况逐渐增加训练的强度,每次训练要引起一定程度的肌肉疲劳,以通过超量恢复达到肌肉的增强,运动量以训练后第 2 天不感到疲劳和疼痛为宜。

（3）应注意是否有肌力训练的禁忌证,尤其应注意是否有异常的心血管反应。因为肌力训练可引起心率增快和血压升高,有高血压、冠心病或其他心血管疾病的患者应注意训练的方式,在抗等长阻力运动时应避免过度用力或闭气。

（四）肌肉耐力训练

肌肉耐力(muscular endurance)是指肌肉发挥力量持续时间长短的能力。进行肌肉耐力训练是因为肌力和关节活动度有所恢复时,肌肉要有一定的耐力才能适应日常生活和工作的需要。

1.肌肉耐力训练的基本原则　使肌肉对抗 30% ~40% 最大阻力做收缩训练,逐渐延长训练时间或重复次数,以重点训练慢肌纤维,增加肌肉有氧代谢酶活性,增加肌糖原储备及肌肉毛细血管密度,使肌肉能更持久地收缩。

2.肌肉耐力训练方法　在一定的强度下,在相当的时间内(一般不少于 15 ~30min)周期性地反复运动,可以进行肌肉的等张耐力训练、等长耐力训练和等速耐力训练来完成。

（1）等张耐力训练:以 10 次最大重复值(repetition maximumR/n)的 60% 为负荷做运动,25 次为一组,重复三组,每日可进行 1 ~2 次。

（2）等长耐力训练:以 20% ~30% 最大等长收缩为负荷,逐渐延长持续时间至肌肉疲劳,每日进行一次。

（3）等速耐力训练:以 100°/s 速度反复运动至力矩值下降至开始时的 50% 为止,重复 3 次,间歇 1 ~2min,每日训练一次。

（4）采用如步行、游泳、骑自行车、跳绳、登高、健身操、健身跑、划船等进行肌肉耐力训练。进行这些训练时要求达到一定的强度,心率与运动强度之间存在线性关系,通常将运动中允许达到的心率作为靶心率,中老年或慢性患者群计算靶心率的方法:靶心率控制在 170 - 年龄(岁) ~180 - 年龄(岁)比较合适。运动时间长短与运动强度应相互协调,一般采用中等运动强度。一般来说,除预备活动和整理活动外,运动持续时间为 15 ~60min,其中到达靶心率的时间不少于 10min;预备运动时间应在 10min 左右,并要求心率增加 20 次/min 左右;整理运动持续 5 ~10min。如有足够强度的运动,一次训练效应可维持 2 ~3d,每周可练习 2 ~3 次;对于无运动习惯者应坚持每天运动。

（五）平衡训练

人体保持平衡依赖于两个方面,一是依靠感觉,如外感受器、本体感觉和特殊感觉器官(眼及前庭)的整合;二是依靠运动系统和固有姿势反射的整合。平衡功能训练主要用于脊髓损伤和下肢骨关节功能障碍者。

平衡训练可在治疗师的协助下进行,首先应从小范围的平稳而又流畅的运动开始,随着患者的控制改善逐渐增加活动范围,可以先从床上翻身坐起、床上转移等开始,逐渐过渡到下床支撑、行走活动等。

（六）协调性训练

协调能力是指在进行身体运动过程中，调节与综合身体各个部分动作的能力，肢体动作与机体姿势因果关联，四肢与躯干互相连接使人体能够完成所有活动。运动系统完整性一旦损伤，其康复治疗仅采取训练关节活动度和增强肌力的方法是不够的，尚不能充分提升和改善受伤部位的功能，必须及时进行整合运动传导链（kinetic chain）的神经与运动系统的协调训练。

1. 适应证

（1）四肢关节疾患的保守治疗或手术后的康复训练。

（2）四肢骨折的康复训练。

（3）截肢术后的义肢装配训练。

（4）脊柱疾病的保守治疗或手术后的康复训练。

（5）体育运动训练。

（6）神经肌肉疾病。

（7）失用性疾病。

2. 目的

（1）训练足趾、足底的控制能力以改善机体的整体控制能力。

（2）在无负重下促进下肢关节运动链的整合。

（3）为避免单侧肢体过度载荷而提升两侧肢体间功能替换的能力。

（4）避免同一组织持续承受应力。

（5）协调性训练的程序。

一般分为四步：免荷期、部分负重期、完全负重期以及家庭练习期。

（1）免荷期：主要进行足趾、足底的抓地训练，足底踩压墙壁等，还可以进行仰卧位下模拟练习骑自行车运动。

（2）部分负重期：下肢部分负重进行骑自行车练习，以恢复运动觉和下肢各关节周围肌肉，坐位练习或在矫形支具辅助下练习制动摇摆不稳定的圆板，还可进行水中行走练习等。

（3）完全负重期：两脚完全负重站立，在施加外力的情况下进行平衡练习，站在大型的活动平板上（不稳定摇摆板）练习平衡及遭受外力的反应。

（4）家庭练习期：如骑自行车练习，在水中积极行走。

三、物理因子疗法

应用自然界和人工的各种物理因子，如电、光、声、磁、热、冷、矿物质和机械等作用于人体，以预防和治疗疾病的方法称为物理因子疗法或理疗。

物理因子的临床应用十分广泛，对许多疾病均有不同程度的治疗作用，其中消炎、镇痛、抗菌、兴奋神经－肌肉、缓解痉挛、软化瘢痕、消除粘连、加速伤口愈合、加速骨痂形成等作用均可应用于骨科。

四、常用物理因子治疗

(一)直流电疗法

直流电是一种电流方向不随时间变化的电流,有阴、阳两极。利用小强度、低电位(50V~80V)的平稳直流电作用机体特定部位治疗疾病的方法,称为直流电疗法。

1. 生理作用和治疗作用 正常情况下,人体内存在有 K^+、Na^+、Mg^{2+}、Ca^{2+} 等多种简单离子,它们通常处于动态平衡状态,保持着恒定的比例关系。当直流电通过人体时,体内各种离子发生移动,因速度不同,致使阴极下 Na^+、K^+ 相对增加,阳极下则 Ca^{2+}、Mg^{2+} 较多。这种离子浓度的改变对组织生理机制发生一系列影响。直流电电场下的组织内理化变化是治疗疾病、促进功能恢复的基础。

(1)对血液循环和细胞代谢的影响:直流电作用后,局部皮肤发红,持续时间较长,阴极下明显,还通过节段反射使深部相应节段的脏器血液循环加强。另外,阳极下的细胞膜蛋白凝集致密,细胞膜的物质交换受阻,代谢降低,而阴极下则相反。可用于神经损伤、慢性炎症及慢性溃疡等治疗。

(2)对骨折愈合的作用:正常骨干骺端带负电,骨折后负电发生变化,在骨折1周后开始,以适量的直流电阴极刺激,具有促进骨再生和修复的作用。直流电能使骨内膜增生,髓腔内组织发生骨化,软骨内骨化,线粒体聚集和释放钙盐。还因电场引力,阴极下吸引钙离子增多,且氧耗增加,氧分压降低,而刺激静止的多能细胞分化成骨细胞和软骨母细胞,达到促进骨痂形成,促进骨折愈合的目的。

2. 适应证 直流电疗法主要的适应证有:神经痛,神经炎,周围神经损伤,肌炎,肌痛,肌无力,肌痉挛,自主神经失调,肢端知觉异常症,关节炎,关节痛,血栓性静脉炎,瘢痕,术后粘连,骨折愈合不良,慢性溃疡。

3. 禁忌证 高热,恶病质,急性湿疹,皮肤感觉障碍,对电流过敏者。

(二)经皮电刺激神经疗法

将某种特定频率和波宽的低频脉冲电流作用于人体皮肤,刺激感觉神经,以减轻或消除疼痛的方法,称为经皮电刺激神经疗法(transcuataneous electrical nerve stimulation,TENS)。

TENS仪产生持续的、不对称的平衡双相变形方波,无直流成分,故无极性,少数仪器产生单相方波、调制波;频率为1~150Hz;可调波宽为0.04~0.3ms。

1. 生理作用和治疗作用

(1)镇痛:TENS的主要治疗作用是镇痛,TENS的波宽和电流强度可选择性地兴奋A类纤维,而不兴奋C类纤维,激活粗纤维,关闭疼痛闸门和释放内源性镇痛物质。

对急性疼痛疾病,如神经痛、软组织损伤,能缓解疼痛,减轻水肿,恢复关节活动度和行走功能。用于术后切口痛,可减少镇痛药物摄入,明显减少并发症,如尿潴留、肠麻痹、恶心呕吐。

对慢性腰腿痛、关节炎、疱疹后神经痛、截肢幻痛、周围神经变性、三叉神经痛、偏头痛和紧张性头痛均能取得不同程度的镇痛效果。在临床应用中,短期治疗的疗效较长期治疗高,其他常规疗法无效时,改用TENS治疗能获得效果。

(2)促进骨折愈合:TENS可促进成骨效应,加速骨折的愈合,Kahn推荐的方法是将电极置于骨折处两侧,波宽尽量大(0.3ms)、低频率(1～2Hz)、低强度(感觉阈),每次通电30～60min,每日3～4次。

(3)促进伤口愈合:有报道应用单相波的TENS治疗能促进溃疡愈合。

(4)改善周围血液循环,增加组织的血液供应。

TENS的参数选择与适应证:TENS镇痛效果与电极放置、电流强度、频率、波宽等电流参数有关。

2.适应证 术后切口痛、尿潴留、肠麻痹、恶心呕吐、慢性腰腿痛、关节炎、疱疹后神经痛、截肢幻痛、周围神经变性、三叉神经痛、偏头痛和紧张性头痛等。

3.禁忌证 植入心脏起搏器者,颈动脉窦区,妊娠女性腰腹骶部禁用。慎用人体体腔内、眼部及脑血管意外者的头部。

(三)神经肌肉电刺激疗法

应用低频脉冲电流刺激神经或肌肉使其收缩,恢复或改善其运动功能的方法称为神经肌肉电刺激疗法(neuromuscular electrical stimulation,NMES),又称电体操疗法。主要用以刺激失神经肌、痉挛肌(交互抑制)、平滑肌,亦可用于治疗失用性肌萎缩。

1.生理作用和治疗作用

1)NMES的生理作用机制。

(1)能激活快肌纤维,并促使其向慢肌纤维转变。

(2)激活失神经支配肌肉的运动单位的活性,使其同步化,恢复运动单位的募集顺序。

(3)能克服疼痛引起对肌肉的反射性抑制。

(4)能增加部分失神经支配肌肉残留的正常运动单位的肌力,使整个肌肉的肌力增强。

2)治疗作用。

(1)治疗失用性肌萎缩:延迟萎缩,增强已萎缩肌肉的肌力。在病情允许下,鼓励患者多活动,早期多做等长收缩,能做主动抗阻运动时,就停止NMES治疗。

(2)增强和维持关节活动度:电流刺激肌肉收缩,引起关节活动,牵拉关节周围软组织。

(3)肌肉运动再学习和易化:NMES使肌肉易化的方法有两种。①模拟运动疗法中的促通技术:以感觉阈的电流强度刺激,看不到肌肉收缩,但患者有"轻触""拍打"样感觉;②运动控制法:电刺激使肌肉收缩,向中枢传入大量的本体、运动和皮肤感觉信息,促进中枢运动控制功能恢复和重建正常运动模式。

(4)减轻肌肉痉挛:利用刺激痉挛肌肌腱中的高尔基器,引起反射抑制和刺激其对抗肌肌腹引起交互抑制使痉挛松弛。

(5)促进失神经支配肌肉的恢复:使用电刺激失神经支配的肌肉,可以延缓肌肉萎缩,改善肌肉血液循环,保证肌肉的正常代谢,减轻水肿,防止肌肉失水和发生电解质紊乱、酶和肌肉收缩物质的破坏,抑制肌肉纤维化,防止其硬化和挛缩。对失神经肌肉电刺激治疗选用三角波,因可调节波的上升时间,避免引起正常肌肉收缩、刺激正常感觉神经,而只兴奋病肌。有条件者先做强度－时间曲线检查,按检查结果选择刺激脉冲的各种参数;无条件做电诊断检查者,根据失神经的轻重情况而定,轻度失神经10～50ms,中度50～150ms,重度失神经150～300ms。

(6)替代矫形器或代偿肢体和器官已丧失的功能。

(7)由于"肌肉泵"的作用,能减轻肢体肿胀。

2.适应证　适用于上下运动神经元麻痹,神经失用症,失用性肌萎缩,大型手术后防止静脉血栓形成,关节制动后,肌腱移植术后。

3.禁忌证　装有心脏起搏器者,恶性肿瘤部位,出血倾向等禁用。

(四)功能性电刺激疗法

应用低频电流刺激完全丧失或部分丧失功能的肢体肌肉,使其收缩,以替代或重建肢体及器官的功能,称为功能性电刺激疗法(functional electrical stimulation,FES)。

1.生理作用和治疗作用

1)作用原理:当电刺激作用于周围神经时,兴奋经神经传至肌肉,引起肌肉收缩,诱发丧失的功能。电刺激信号及肌肉功能性收缩信号沿传入神经传至脊髓及大脑,在脊髓节段和脊髓以上水平,促进功能性重组,建立再学习过程。

2)治疗作用。

(1)代替或矫正作用:代替或矫正肢体和器官已丧失的功能。帮助脑血管意外、脑外伤、脊髓损伤、脑性瘫痪、多发性硬化等患者完成某些功能活动,如站立、转移、步行、手抓握及协调运动活动,加强随意控制活动,代替矫形器矫正脊柱侧凸。

(2)改善排尿功能:当骶髓排尿中枢或 S2～S4 神经根损伤后,出现尿潴留。应用 FES 植入式电极刺激逼尿肌,使其收缩,达到一定程度后克服尿道括约肌的压力,使尿排出。而下运动神经元损伤时,尿道括约肌和盆底肌无力,出现尿失禁,FES 刺激尿道括约肌和盆底肌,增强其肌力,可获得满意效果。

2.适应证　适用于脑卒中、脑外伤、脊髓损伤所致的单瘫、偏瘫、截瘫等各种肢体瘫痪,骶髓以上损伤引起的尿潴留,下运动神经元损伤引起的尿失禁。

3.禁忌证　严重心功能衰竭或心律失常,植入心脏起搏器者,妊娠女性的腹腰骶部等禁用。

(五)等幅中频正弦电疗法

应用2000～5000Hz 声频范围内的等幅正弦电流治疗疾病的方法称为音频电疗法。

1.生理作用和治疗作用

(1)解痉镇痛:音频电流作用后可提高痛阈,单次治疗后,有即刻镇痛效应,但持续时间不长。另因治疗后缓解肌肉痉挛,改善局部血液循环可致间接镇痛作用。

(2)抗炎、消肿:对慢性炎症,炎症残留的浸润、血肿、硬结等有促进吸收、消散、软化的作用。

(3)促进局部血液循环:使局部毛细血管短暂收缩后继而扩张,血流加快,达到促进或调节局部血液循环的作用。

(4)软化瘢痕,松解粘连:使粘连的纤维组织产生活动而逐渐分解,促进瘢痕组织软化吸收,瘢痕痒痛逐渐减轻或消失。

(5)其他作用:音频电流作用神经节段或反射区可促进腺体分泌;对周围神经有促进功能恢复作用;对自主神经及高级神经活动具有调节作用。

2.适应证　适用于术后粘连,瘢痕,术后尿潴留,肩周炎,肱骨外上髁炎,慢性关节炎,血栓性静脉炎,扭挫伤,腰肌劳损,周围神经损伤,注射后吸收不良及硬结、血肿、机化物等。

3.禁忌证　急性化脓性炎症,活动性肺结核,恶性肿瘤,植入心脏起搏器者,妊娠女性腹腰骶部等禁用。

（六）短波疗法

应用波长 100～10m（频率 3～30MHz）的高频电流所产生的高频电磁场作用于人体产生"涡流"引起温热效应治疗疾病的方法称为短波疗法，又称短波透热疗法（感应透热疗法）。短波治疗的输出电流分为正弦等幅连续波和等幅正弦脉冲波。

1. 治疗方式及特点

（1）电感场法（电缆法）：利用高频交变电流通过电缆线圈产生的高频交变磁场作用组织导体感应产生涡流，涡流属于传导电流，主要通过电阻较小组织（如肌肉等）引起欧姆损耗产热，热分布较均匀，且浅层肌肉产热多于深层肌肉，故作用较浅，皮下脂肪层和肌肉以下组织产热不多，避免脂肪过热现象。

（2）电容场法：利用电容电极间的高频交变作用局部产生生物学效应，所产热分布比较均匀，但易造成脂肪过热现象。

（3）涡流电极法：常为单电极，用于头、颈、小关节治疗，主要产生磁场，治疗时通过感应加热。

2. 治疗作用

短波电流作用后，组织内生热形成，且持续数小时之久，这是短波治疗作用的基础。

（1）促进血液循环：短波电流可使局部毛细血管和小动脉扩张，血流加快，血管壁渗透性提高，利于炎症产物和代谢产物排除，加速血液和淋巴循环，促进水肿吸收，炎症消散。

（2）降低中枢和感觉神经和运动神经兴奋性：具有镇静镇痛作用，能使平滑肌和横纹肌放松，缓解痉挛。

（3）作用于骨折部或受损的周围神经：加强组织修复促进骨折愈合，促进神经再生。

（4）改善器官功能：促进肺内慢性炎症消散，改善肺的换气功能；作用于肠胃，增加肠胃分泌和吸收功能，缓解肠胃痉挛；增强肝内物质代谢和解毒功能；改善肾功能促进排尿等。

（5）大功率短波透热治疗：使被透热的肿瘤组织温度达到足以杀灭瘤细胞的温度（42.5℃以上），可抑制肿瘤细胞的生长、分裂和增殖或杀灭肿瘤细胞。与化疗、放疗综合应用，效果更高。

3. 适应证　非特异性亚急性和慢性炎症，肌肉劳损，肌纤维组织炎，肌肉痉挛，风湿性关节炎，类风湿关节炎，骨折，退行性骨关节病，关节积血，血肿，肩周炎，慢性骨髓炎，软组织损伤，慢性滑膜炎，上髁炎，腱鞘炎，血栓性闭塞性静脉炎恢复期等。

4. 禁忌证　结核性疾病，各种急性炎症，心血管代偿功能不全，感觉或循环障碍，高热，出血或出血倾向疾患，植入心脏起搏器者，妊娠女性，经期女性的腹腰骶部，体内有（磁性）金属物者。

（七）超短波疗法

应用 10～1m（频率 30～300MHz）的超高频电场作用于人体，治疗疾病的方法称为超高频电疗法。治疗时以电容电极方式作用人体，故又称超高频电场疗法。

1. 生理作用和治疗作用

超短波电场作用机体主要产生热效应和热外效应。在电场作用下体内电解质成分导电，产生位移电流（介质损耗）和传导电流，也导致欧姆损耗产热，其热作用组织更深、更均匀。非热效应在超短波电流的治疗作用中占有重要的地位,而广泛用于临床治疗中。

1)对神经系统的作用。

(1)小剂量超短波作用能促进周围神经再生,提高神经传导速度,大剂量则抑制。

(2)降低感觉神经兴奋性,有镇痛作用。

(3)作用于自主神经或神经丛,调节相应脏器、血管功能。

2)对炎症的作用。

(1)改善神经功能,降低炎症病灶区的兴奋性,阻断或减轻病理性冲动的恶性循环。

(2)增强免疫系统功能,使白细胞和抗体增多,吞噬功能加强。

(3)抑制炎症组织中细菌的生长。

(4)促使炎症组织中 pH 值向碱性方向转化,消除组织的酸中毒,利于炎症逆转。

(5)使炎症组织内 Ca^{2+} 浓度增加,使炎症渗出液减少。

(6)促进肉芽组织和结缔组织生长,加速创伤愈合。

超短波抗炎作用显著,但不同的剂量对炎症过程的不同阶段影响较大,急性期炎症宜采用无热量;急性炎症控制后宜采用微热量;慢性炎症则应用温热量。剂量不当,可能无效或使炎症恶化。

3)对结缔组织的作用。

(1)有促进肉芽组织和结缔组织再生的作用,能加速创伤修复,伤口愈合。

(2)大剂量、长疗程的超短波治疗会使切口及周围结缔组织增生过度,可能形成老化、坚硬瘢痕。

4)对血管系统的作用:超短波作用后血管短时收缩后扩张,尤以小动脉扩张明显,持续时间可达 3d;大剂量则会引起血管麻痹、瘀血、毛细血管栓塞。

5)对脏器作用。

(1)作用于胃肠,缓解痉挛,改善吸收和分泌功能。

(2)作用于肝,促进胆汁分泌,增强解毒功能。

(3)作用于肺部,使肺血管扩张,改善呼吸功能。

(4)作用于肾,使肾小球血管扩张,血流增加,有利尿作用。

2.适应证

(1)炎症性疾病:内、外、儿、妇、耳鼻喉、口腔等各科某些急性化脓性及急性非化脓性炎症。

(2)运动系统疾病:肌纤维组织炎,肌肉劳损,软组织扭挫伤,肩周炎,良性关节痛,风湿性关节炎,类风湿关节炎,关节滑膜炎,关节积血,关节积液,退行性骨关节病,骨折。

(3)其他:骨髓炎,神经炎,神经根炎,神经痛,深静脉炎,血栓性静脉炎,闭塞性脉管炎,手血管痉挛综合征,冻伤,血肿,术后切口反应,溃疡,窦道等。

3.禁忌证 高热、出血或出血倾向疾患,心功能代偿不全,活动性结核,恶性肿瘤,植入心脏起搏器者,体内有(磁性)金属物者。

(八)红外线疗法

应用红光之外不可见光线治疗疾病的方法称为红外线疗法。红外线辐射人体组织产生温热效应,故又称热射线,属于辐射热。红外线在光谱中波长最长,光谱范围为 0.76 ~ 1000μm。医疗用红外线分为两段:短波红外线(近红外线)波长 0.76 ~ 1.5μm,穿透深度为

1～10mm,可达真皮及皮下组织;长波红外线(远红外线1.5～1000μm),穿透深度为0.05～1mm,仅达皮肤表皮的浅层。

1. 生理作用和治疗作用

红外线作用人体组织可使皮肤充血、发红,出现斑纹或网状红斑,因组织吸收红外线能量转变成热。红外线治疗作用基于红外线的热效应。

(1)抗炎作用:红外线照射后改善血液循环和组织营养,促进渗出吸收,消除肿胀,增强免疫功能,提高吞噬细胞吞噬能力,利于慢性炎症的吸收、消散。

(2)镇痛解痉:降低感觉神经兴奋性;减弱平滑肌和骨骼肌张力,使肌肉松弛,缓解痉挛。

(3)促进组织再生:促进成纤维细胞和纤维细胞的再生,促进肉芽生长,增强组织修复和再生功能,加速伤口愈合;减少烧伤创面渗出,减轻术后粘连;促进瘢痕软化;促进血肿消散。

2. 适应证　风湿性关节炎,肌纤维组织炎,肌肉劳损,软组织扭挫伤,滑囊炎,神经炎,神经根炎,末梢神经炎,肌肉痉挛,慢性伤口,压疮,慢性静脉炎,注射后硬结,术后粘连等。

3. 禁忌证　出血和出血倾向疾病,高热,活动性肺结核,闭塞性脉管炎,急性感染性炎症早期,恶性肿瘤等。

(九)超声波疗法

人耳能听到的声音是频率为16～20000Hz的声波。频率高于20000Hz的声波超过人耳的听阈,称为超声波。应用超声波治疗疾病的方法称为超声波疗法(ultrasound therapy)。超声波疗法所采用超声波的频率多为800～1000kHz。超声波是一种机械弹性振动波,在人体相同组织内呈直线传播,遇其他组织的界面时,产生反射和折射,反射程度与各种组织的声阻抗及入射角度有很大的关系,声阻抗越大,反射程度越高;入射角度越大,能量反射亦越多,故超声波治疗时,声头与治疗部位必须紧密接触,在声头与治疗部位的皮肤上均匀涂抹耦合剂,减少声能反射。

1. 生理作用和治疗作用

1)生理作用。

(1)机械作用:超声波作用人体呈直线传播,这种变化改变着细胞的容积和运动,在体内引起微细按摩效应;驻波则影响介质张力和压力及质点的运动速度。

(2)热作用:介质吸收声能转化为热能,引起局部温度升高,同时,驻波使质点、离子相互摩擦生热。神经组织最易生热,肌肉次之,脂肪最少。

(3)理化作用:超声波能使高分子化合物聚合与分解,激活多种酶的活性,改变局部代谢;提高生物膜的渗透性,增加弥散作用;改善组织脱水,增加其弹性等。

2)治疗作用。

(1)神经组织兴奋性降低,神经传导速度减慢,并能减低肌肉兴奋性,使肌张力降低,具有镇痛和解痉作用。

(2)加强组织的血液循环,提高细胞通透性,改善组织营养,促进水肿吸收,故能抗炎、消肿。

(3)提高结缔组织的弹性,使胶原纤维束分解,松解粘连、挛缩,瘢痕组织变细而松软。

(4)低强度超声波作用于神经节段可以调节其支配区神经血管和内脏器官的功能。

(5)低强度或脉冲式超声波可刺激组织的生物合成和再生修复,使骨、软骨、骨膜、骨髓的骨组织局部温度升高,改善其营养,加速骨痂的生长愈合。

（6）许多实验研究发现超声波有很好的溶栓效应，可使血栓形成的血管复通而恢复血流。

（7）大剂量、多声头聚焦可使局部组织产生高温，而杀伤肿瘤细胞。

2.适应证　软组织损伤，体表组织粘连，关节纤维性挛缩，注射后硬结，血肿机化，狭窄性腱鞘炎，瘢痕增生，骨关节炎，肩关节周围炎，肱骨外上髁炎，骨折后连接不良，慢性溃疡，压疮，坐骨神经痛等。

3.禁忌证　恶性肿瘤（大功率聚焦超声，足量的放、化疗除外），出血倾向，妊娠女性腰腹骶部，小儿骨骺部等。

（十）石蜡疗法

以加热后的石蜡作为热导体治疗疾病的方法称为石蜡疗法（paraffin therapy）。石蜡疗法是一种良好的传导热疗法（图 2-1）。

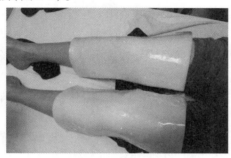

图 2-1　石蜡疗法

1.生理作用和治疗作用

1）生理作用。

（1）温热作用：石蜡的热容量大，导热性小，石蜡不含水，气体与水分不能透过，几乎不呈对流现象，故蓄热性能好，石蜡加热后冷却凝固时缓慢放出大量热，能维持较长时间的温热作用，改善局部血液循环。

（2）机械压缩作用：石蜡具有可塑性、黏滞性、延伸性，热蜡冷却时其体积缩小 10% ~ 20%，对组织产生机械压迫作用，促进温度向深部组织传递。

（3）润滑作用：石蜡具有油性，可增加敷蜡部位皮肤的润滑性，护理皮肤，软化瘢痕。

2）治疗作用。

（1）促进局部血液循环，改善组织营养：石蜡的温热作用及机械压缩作用使局部毛细血管扩张，血流加快，血流量增加，可增强组织营养，提高新陈代谢，加速组织修复，促进炎症消散，并能缓解肌肉痉挛，减轻疼痛。

（2）软化松解瘢痕及肌腱挛缩：石蜡所含油质使皮肤柔软、增加弹性，对瘢痕有软化及松解作用。

（3）促进上皮组织生长：石蜡治疗后皮肤代谢增高，组织营养改善，石蜡中的碳氢化合物能刺激上皮生长，加速表皮再生和真皮结缔组织增生过程，促进创面愈合，长时间的蜡敷可促进溃疡愈合。

（4）机械压缩作用：可防止或减少组织内淋巴液和血液的渗出，消散水肿。

2.适应证　软组织扭挫伤，坐骨神经痛，慢性关节炎，肩关节周围炎，腱鞘炎，骨折或骨关节术后关节纤维性挛缩，术后粘连，瘢痕增生，瘢痕挛缩，滑囊炎，肱骨外上髁炎，慢性溃疡,周围神经损伤,神经炎,神经痛,肌炎。

3. 禁忌证 恶性肿瘤,高热,昏迷,急性炎症,急性损伤,皮肤感染,结核,出血倾向,开放性损伤,妊娠女性腰腹骶部,对石蜡过敏者,风湿性关节炎活动期。

(十一)冷疗法

利用冷刺激皮肤或黏膜治疗疾病的方法称为冷疗法。常用致冷源为冷水、冰块、氯乙烷等,全身降温有时应用95%的乙醇。

1. 生理作用和治疗作用

(1)冷疗作用于皮肤时,刺激冷感受器,通过轴索反射立即引起小血管收缩,血液黏滞度增加,血流速度降低,组织温度下降,毛细血管渗透性改变,使局部渗出减少,利于损伤修复。

(2)冷疗可降低感觉神经尤其是传导痛觉的细纤维的传导速度,提高痛阈,并通过闸门控制机制阻断痛觉冲动的传导,达到镇痛的效果。

(3)瞬时的冷刺激可易化 α 运动神经元的活性,使松弛的肌肉立即发生收缩,延长冷刺激时 γ 运动神经元活性降低,运动神经传导速度下降,降低肌肉兴奋性,肌张力下降,而缓解肌痉挛。

(4)冷疗可引起皮肤、皮下、肌肉、关节等组织温度下降,组织代谢率降低,氧耗减少,有利于控制急性炎症,减轻水肿。

2. 适应证 高热,中暑,软组织急性挫伤早期,肌肉痉挛,关节炎急性期,骨关节术后肿痛,软组织急性感染早期,皮下出血,纤维织炎,肌腱炎,滑囊炎,神经痛,残肢端痛等。

3. 禁忌证 动脉硬化,血管栓塞,雷诺病,红斑狼疮,高血压,心肺肝肾功能不全,陈发性冷性血红蛋白尿,对冷过敏,恶病质。冷疗慎用于局部血液循环障碍、感觉障碍、认知障碍、言语障碍者。

第二节　作业治疗

一、概述

作业治疗(occupational therapy,OT),是由美国医生 George Edward Barton(1914)提出的。Occupational therapy 一词由动词 occupy 和名词 occupation 及 therapy 所构成,大意是占有或填充时间与空间使之参与,忙碌某种活动来达到治疗疾病或残疾的目的。

第一个有关作业治疗的定义由 H. A. Pattison 于 1922 年提出的:"任何躯体的或精神的活动具有特定的目的,而且能够明确表达,能够促进疾病或外伤的恢复,则为作业治疗。"随着康复医学的不断发展,作业治疗的内涵也不断完善和提升。1994 年世界作业治疗师协会对作业疗法修订后的最新定义:"作业治疗是让人们通过具有某种目的性作业和活动,来促进其健康生活的一种保健专业。"其目的是通过患者必需的日常生活能力,发展、恢复、维持其功能,预防残疾。作业疗法最重要的一点是,在作业治疗的过程中使患者积极地参与活动。

作业疗法的内涵极其丰富。首先,作业疗法是以患者为中心,选择和设计有目的性的作业活动,并随着治疗对象的不同阶段的需求而改变;其次,作业疗法应是一种创造性作业活动,常需协调、综合地发挥躯体、心理和情绪及知识等因素的作用,并且每种作业活动应符合患者的需求、并能被患者所接受,使患者能积极主动地参与;作业治疗应以治疗患者躯体和精神疾患为主,最后的目的是帮助患者恢复正常、健康、独立而有意义的生活方式和生活能力。

作业疗法的实践由教育治疗和咨询组成,专门的作业疗法活动包括:①教授日常活动技巧;②提高感觉运动技巧,完善感觉功能;③进行就业前训练,帮助就业;④培养消遣娱乐技能,提高休闲活动的能力;⑤设计、制作或应用矫形器假肢或其他帮助适应的器具;⑥应用特殊设计的手工艺和运动来提高功能性行为能力;⑦进行肌力测试和关节活动度(range of motion,ROM)测试;⑧帮助残疾人适应环境等。以上这些活动分个体、小组或社会结构进行。

(一)历史背景

作业疗法历史悠久,公元前 2600 年的中国,公元前 1000 年的古波斯都曾有作业治疗的雏形,古希腊的 Socrates 和 Plato 等也曾提倡作业治疗,当时的作业治疗包括运动、娱乐和劳动。现代意义作业治疗的第一次文献记载于 1801 年,法国人 Philippe Pinal 将劳动治疗用于精神病(1786 年)。19 世纪以后,作业治疗在欧美医院得到逐步发展,并应用到骨科方面。近 10 年来我国的康复医学界也逐渐开展了这一治疗方法。

(二)作业疗法的自然科学理论基础

人类的生活活动中包含了一系列的适应(adaptation),即转变功能以维持生存和健康。生物、心理和环境等因素可以妨碍适应,从而导致功能障碍和疾病。另一方面,人类的自身发展和从事有目的的活动(作业)密切有关。适当从事这种活动时,人的躯体和精神状态可以发生良性的变化,良性的变化有利于发展适应。基于这种理论,通过作业活动,就可以发展适应,从而达到预防和治疗疾病的目的。另外,作业疗法也根据人类生长发育的规律,促进患者生理功能和心理社会状态的改善。

(三)制定作业治疗的步骤

(1)收集资料。包括患者的性别、年龄、病史、用药情况、社会经历、工作、护理记录、兴趣爱好等资料,先对患者有个大概的了解,再进行有目的的检查。

(2)功能评定。确定患者目前的功能水平,找出需要解决的问题,为治疗打下基础。一般功能评定的方案有:徒手肌力评定、关节活动度评定、感觉功能评定、日常生活活动能力评定(activity of daily living,ADL)、功能独立性评定(functional independence measure,FIM)等,以上评定见有关章节的介绍。

(3)提出作业治疗的目标和先后顺序。治疗目标可分为最终目标和近期目标。根据患者的情况确定患者最终应该达到的活动能力目标,再根据最终目标确定不同阶段训练的近期目标。

(4)根据分期目标提出具体的作业治疗方法。

(5)积极引导患者把注意力集中到某一动作的完成上,而不要求去注意收缩哪块肌肉、活动哪个关节。如果动作不能正确完成,可分解成若干步骤和分阶段完成。

(6)定期检查和评定。要定期对患者的治疗进行检查,并和原来结果比较,确定治疗方法是否正确有效。若不能完成预定目标,要检查原因,修改治疗方法。

（7）就业前评定和职业评定评价。就业工作的潜力对于许多骨科患者及残疾人是非常必要的,可帮助其重返社会独立生活。完整的就业前评定应包括医学、心理、教育、社会、环境、文化和职业等可影响就业的因素。完善的职业评定需要熟知患者情况及就业情况的职业顾问的协助。就业评定可以通过实际或模仿劳动过程进行,主要评定劳动技能。

（四）作业治疗的组织与注意事项

作业治疗师根据患者功能情况,提出治疗目标和选择合适的作业活动。作业治疗师既可集体也可个体进行治疗,为患者提供必需的治疗用具和设备。作业治疗师要熟知各种作业治疗的技能特点和训练方法,并要求有极大的热情和耐心进行指导。在具体的作业治疗工作中应注意以下内容。

（1）根据患者的特点,有目的性地选择作业内容,即选择对躯体、心理和社会功能起到一定治疗作用的方法。

（2）所选择的作业活动应具有现实性,不宜超越客观条件。

（3）强调采用集体治疗的形式,以增加患者与周围人员的接触,有助于参与更多的社会活动。

（4）在一定范围内允许患者自己挑选某一作业治疗方法,增加趣味性,促使其更积极自觉地参与活动。

（5）根据实际情况对作业时间、强度、间歇次数等进行灵活调整,以不产生疲劳为宜。

（6）对患者的作业治疗成果要给予充分肯定。

（五）作业治疗的常用方法

恢复日常生活能力的作业治疗方法有:

1. 基本日常生活活动训练　是指每一位患者为达到生活自理而必须进行的一系列最基本的动作。通常指床上活动（如翻身、坐起、移动、上下床等）、更衣（如穿脱内、外衣和鞋袜等）、饮食（如端碗、持杯、用筷和刀叉汤匙、抓拿或切割食品等）、转移（如床和轮椅间的转移、站立、室内外步行、跨门槛、上下楼梯、乘公共汽车、骑自行车、轮椅和拐杖的使用等）、个人卫生（包括洗漱、梳头、剃胡须、剪指甲、沐浴、上厕所等）。

2. 工具性日常生活活动训练　应当教会患者如何安排并进行家务活动以节省能耗,让患者掌握社会生活技巧、个人健康保健、安全意识、环境设施及工具的使用。

3. 就业前的技能训练　这是作业治疗中的重要治疗之一,通常可分为以下四种。

（1）与原工作相近的技能训练:如某一患者原为木工,现因受伤后残留肩、肘关节功能障碍,应选择与木工或相近的职业劳动进行训练。如原为钟表修理人员,现手指损伤后残留功能受限,即可选择修理钟表作为作业治疗。此类训练,只要安排合适,配有必要的工具,稍加指导和督促即可完成。

（2）对有明显手指、手腕精细协调功能障碍者的技能训练:不必选择对手指、手腕有高度要求的工种,而应选择以恢复手的精细协调功能为主的较简单的技能,如用尼龙绳或毛线进行编织,或泥塑和其他各种金工活动等。此时除有一定工作场所和必要的设备器材外,还需有一名精通该项技能的作业治疗师作具体指导。要根据患者功能受损程度选择合适的方法、制订合理的步骤进行治疗,在治疗中还应不断地鼓励和帮助患者。

（3）根据个人爱好选择相应的作业技能训练:此时仍应服从该项技能训练要有助于恢复

该患者残损功能这一原则,经医师同意可有选择地进行。这类内容更加广泛,事实上,任何一所医院均无法满足各方面的要求,只能从实际出发,选择相近的技能。

(4)园艺、文娱训练:这是另一类重要作业治疗方法,主要适用于大关节、大肌群或内脏功能障碍者,经运动疗法后进展缓慢者即可应用本法,常由文娱治疗师来指导完成。本法包括各种球类活动在内的文体活动和园艺活动,常以集体的形式进行治疗。要充分掌握轮椅、假肢和各种支具装置的应用,只有在非常熟练操纵后,才有可能参加园艺或文娱治疗。

4.教育性技能训练　这是寓教育于技能训练之中,通常适用于残疾儿童或感官残疾者。需具备必要的学习用具,包括各种图片、动物玩具和各种大、小型的积木等,在受到教育的同时,对具有感官障碍者来说还有知觉运动功能训练。例如,皮肤触觉和本体感觉(对关节肌肉的本体感受器刺激)训练、感觉运动觉(包括位置觉)的训练等。

5.轮椅处方　由于轮椅在残疾人中得到广泛应用,因而必须重视轮椅规格,以适合于患者,否则不仅对患者帮助不大,有时还可造成伤害。

一个实用的且质量好的轮椅应具备以下特点:①坚固耐用,至少可使用2～5年;②容易折叠和(或)可拆卸,以便于存放和搬动;③轮椅及其部件的尺寸大小应适用于患者,力求患者坐上后姿势好、舒适,容易操纵和制动;④为便于日常生活,如上下床铺、进出厕所、进食和工作,包括写字、查阅书刊等,轮椅应与生活用具和工作桌椅尽量靠近;⑤整个轮椅的大小要与有限的场地、走道、门和总的建筑相适应。

1)轮椅的合适尺寸。

(1)坐位宽度:坐位宽度是两臀(外侧缘)或两股骨大转子之间的最大距离,再加5cm。坐位太窄时,上下轮椅不方便,而且局部组织容易受压迫;坐位太宽,则不容易坐稳,进出门也有困难。

(2)坐位深度:坐位深度是后臀部至小腿腓肠肌后缘之间的水平距离(膝关节弯曲90°)减去6.5cm。坐位太浅,体重落点过于集中,局部容易受压过多;坐位太深,会压迫腘窝部,影响血液循环,并容易刺激皮肤。

(3)坐位高度:测量坐位时,测足跟(或鞋跟)至腘窝的距离,再加5cm。在放置踏脚板时,板面离地面至少5cm。为了舒适和防止压疮,坐位上可放坐垫,坐垫可用泡沫橡胶(5～10cm厚)、凝胶或其他质量较好的材料制成,为防止坐位下陷,可在坐垫下放一张6mm厚的胶合板。

(4)背高:现代轮椅的背高要求尽可能低,但个别患者因伤残部位需要,仍需高靠背。低靠背的背高测量由坐面至腋窝的距离(一臂或双臂向前平伸时测量),减去10cm。高靠背则由坐面至肩部或后枕部的实际高度。

(5)臂位(扶手)高度:上臂垂直平放于扶手上(即肘关节屈曲呈90%),测量坐面至前臂下缘的高度,再加2.5cm。适当的臂位高度有助于保持正确的身体姿势和平衡,并可使上肢轻松地放置在舒适的位置上。

2)安全问题:要有好的制动装置,并便于上下轮椅,制动必须灵敏,必要时可加用安全带。

3)锻炼方法和原则。

(1)上肢肌力锻炼:要求上臂有一定程度的强大肌力,包括肩带的力、上臂支撑和提拉的力。训练方法可作哑铃前平举、侧平举、后举、扩胸器练习,后期练俯卧撑、引体向上牵引橡皮带的练习。其要点必须使两臂肌力基本相等。

（2）上下轮椅练习：先练习两手支床，使臀部离床，再向左或右移动，然后将轮椅移至床边，与床平行，将一侧（靠床）的扶手卸下，即可从床上移到轮椅上，然后将扶手装上。

（3）轮椅前进、后退和左右转弯练习：要求前推、后拉的力量两侧协调、相等，否则前进、后退的路线不呈直线而呈弧形。左转弯时，左轮控制不转，右轮旋转；右转弯时正好相反，要求转弯的弧度尽可能小。

（4）轮椅上坡、下坡、越过障碍、急停和将前轮翘起练习：在上、下坡时要求掌握时机，以免滑坡或倒退，并要及时配合刹车的应用。要练习将前轮翘起，并保持平衡。要先在保护下进行，在掌握平衡后，可单独练习。这一练习极为重要，常在急停、越过障碍时需用此技术。

二、日常生活活动训练

（一）概述

日常生活活动（activities of daily living，ADL）是指人们在每日生活中，为了照料自己的衣食住行，保持个人卫生整洁和独立的社区活动所必须的一系列基本活动；是人们为了维持生存及适应生存环境而每天必须反复进行的、最基本的、最具有共性的活动。ADL反映了人们在家庭（或医疗机构内）和社区中的最基本能力，因而在康复医学中是最基本和最重要的内容。

骨科手术前后，患者常常表现出ADL能力的降低，无能感是使得患者不能开心的重要原因。如何让患者拥有ADL能力，对于患者的康复非常重要。骨折、关节置换或截肢等，都会影响到患者的ADL能力。有的影响可能是短暂的，例如一些关节炎、手术伤口的疼痛导致的ADL受限；有的ADL受限是长期的，例如截肢等。但是这些ADL的受限并不是不能改变的，ADL训练可以使得患者最大限度地获得ADL能力。

常见的ADL受限包括：不能正常翻身、坐起、起床，不能独立步行或转移，不能自己洗脸、上厕所，不能正确使用助行器、轮椅等。如何让患者在关节置换后或截肢后参与到ADL中非常重要。

（二）目的及作用

日常生活活动训练是作业疗法的一个主要工作内容，是作业治疗师教会患者如何在现有的身体条件下完成各项日常生活活动，提高生活自理能力的训练。其目的是通过有针对性的训练和提供必要辅助设备使患者在躯体残疾范围内发挥最大限度的独立生活能力。

（三）分类

日常生活活动训练按照不同的标准有不同的分类方法。按照日常生活特点分类，可以分为基础性日常生活活动（basic activities of daily living，BADL）和工具性日常生活活动（instrumental activities of daily living，IADL）。按照训练的技术分类，可以分为改善功能的日常生活活动训练和功能适应性日常生活活动训练。

1. 基础性日常生活活动 是人类维持最基本的生存、生活需要所必须每日反复进行的活动，包括自理活动（如进食、洗漱、洗澡、如厕、穿衣等）和各种功能性转移活动（如翻身、从床上坐起、转移、行走、上下楼梯等）。BADL反映较粗大的运动功能，是医疗机构中经常关注的部分。

2. 工具性日常生活活动　是指人类维持独立生活所进行的一些活动，并不仅仅局限于照顾自己，包括家务劳动、使用电话、阅读报纸、使用公共的娱乐设施、乘车、处理突发事件等。这些活动需要使用一些工具才能完成，是在社区环境中的日常活动。IADL 反映患者较精细的功能，常用来衡量社区老年人和残疾人的日常生活活动能力。

3. 改善功能的日常生活活动训练　主要是针对受损的功能进行训练，通过功能的改善来提高或者恢复患者受限的日常生活活动能力。

4. 功能适应性日常生活活动训练　指当患者的功能损伤不能够治愈，患者不能够重新获得 ADL 能力时使用的治疗技术，又称为代偿疗法，主要包括再教育和适应两个部分。功能适应性日常生活活动训练通过各种适应的方法来补助和代偿患者已经丧失的功能，改善和实现患者在日常生活作业活动中的独立性，是作业疗法的特征性手段，包括改变作业活动本身、改变作业活动的操作步骤、改造环境、借助辅助器具等。

（四）方法

1. 床上训练

（1）良好体位的保持：不同疾病的患者，其卧床的体位也有不同的要求，但总的原则是保持良好的功能位，防止肢体挛缩畸形，防止不利于损伤恢复的体位。

（2）翻身训练：早期定时翻身，有利于防止卧床导致的并发症，同时，床上翻身能力是日常生活活动的基础，是最先需要改善的能力。患者不能独立翻身的时候可以由照顾者被动翻身，一旦病情允许时应尽量让患者主动翻身。

（3）坐起训练：根据患者疾病的特点，循序渐进，可以先靠坐，然后是端坐。训练时可反复连续从卧位到坐位，再由坐位到卧位。

2. 转移训练　转移的主要目的是把患者从一个平面移到另一个平面上。治疗师首先应针对患者的能力进行评价，并给予患者合适的帮助，当患者的能力提高时逐渐减少帮助。

1）转移困难的原因。

（1）常为上肢、下肢的关节活动受限。

（2）四肢肌力低下。

（3）上肢、下肢的协调性障碍。

（4）一侧肢体瘫痪等。

转移涉及床与轮椅之间、轮椅与坐椅之间、轮椅与坐便器之间、轮椅与浴缸之间以及轮椅与汽车座位之间的转移，是一个复杂的动作过程，训练时要注意安全，不同疾病的患者，转移的具体操作不同。

2）移动训练的要点。

（1）治疗师应先评估患者的躯体和认知能力，即执行命令的能力。

（2）治疗师应清楚自己的能力局限性，如果治疗师不能给患者语言上指导或不能独自处理患者，则不要试图移动患者。

（3）治疗师必须知道并遵循正确的移动方法和搬动技巧：①两脚分开站立维持较大支持面，一只脚稍向前，并在运动方向上；②尽可能利用靠近自己身体的，能携带支撑或搬动的东西维持重心平衡；③站立时，屈伸髋部和膝部，不是屈伸背部；④保持头和脊柱处于直立位，避免颈部、腰部、髋部的旋转，避免移动侧的脚偏离运动方向。

（4）治疗师应能预判移动过程中的安全问题：①固定或锁住所有平面，包括轮椅、床和椅子;②尽可能使所有平面高度相等;③条件允许的话,去掉轮椅搁脚板和扶手或清洁工作面,移开移动过程中通道上的任何障碍物;④随时向患者解释说明移动的程序,以便患者清楚要做什么,并和治疗师一起向同一目标迈进。

3. 进食障碍的训练

1)进食障碍的原因主要有:①上肢或下颌关节活动受限;②上肢或口周围肌群肌力低下;③上肢、颈部及口周肌群协调性障碍,感觉障碍等。

2)进食障碍常见的训练方法。

(1)吞咽动作训练:进行唇、下颌和舌的运动训练,以冰棉签刺激吞咽反射,进行呼吸、构音、咳嗽等训练,改变食物的性状,改变体位,必要时可采用吸管等进食。

(2)进食动作训练:对于因上肢功能障碍而不能进食者,要进行上肢的功能训练,提高肌力、改善关节活动度、改善协调性等,进行摄食动作训练。

(3)餐具策略:对于不能够改善的功能,可以从餐具的改造上入手,可使用自助餐具或辅助进食器具。如在饮食器具上增设把手,单手操作者使用防滑垫等,提高患者的进食能力。

4. 修饰障碍的训练　修饰包括洗手脸、刷牙、梳头、化妆、刮胡子和修指甲等。

骨科患者修饰障碍的原因多是由于上肢和颈部关节活动受限,上肢和颈部肌群肌力低下,上肢和颈部肌群协调性障碍。

修饰障碍训练与摄食障碍训练一样,除了训练患者的上肢功能外,还要借助自助具和辅助装置。例如:患侧手拧毛巾有困难时将毛巾缠在水龙头上,用健侧手将毛巾拧干;采用带吸盘的刷子洗手,刷子背面固定两个橡皮吸盘,可固定于洗手池旁,手指可在刷上来回刷洗;采用长柄的指甲刀便于手指肌力不足患者剪指甲。

5. 穿衣障碍的训练　穿衣训练包括穿脱衣服、裤子和鞋子,以及穿戴上下肢支具矫形器等。

(1)骨科患者穿衣障碍的原因:多由于上肢和躯干的关节活动受限,上肢和躯干的肌力低下,上肢肌群协调性障碍等。

(2)穿衣障碍训练的辅助手段:除进行上下肢的功能训练提高肢体本身的能力外,有时还需要采用适当的辅助手段:①改造衣服,采用便于穿脱的衣服,简化穿衣操作程序;②穿上衣时先穿患侧再穿健侧,脱衣服时顺序相反;③使用带长柄的钩子取衣服或拉拉链,用长柄鞋拔提鞋等。

6. 洗澡障碍的训练　骨科患者洗澡障碍的原因多是上肢、下肢和躯干的主动运动及被动关节活动受限,肢体的协调障碍,肢体的肌力下降等。

解决洗澡动作困难主要是利用各种辅助装置,如洗澡期间坐在浴盆或盥洗具上,洗澡过程中可利用毛巾或长把刷(海绵),一般来说,后者在洗脚时更可取;肥皂可以串上绳子或用能把肥皂吸住的握持物以防其从手中滑落。

7. 如厕障碍的训练　患者如厕障碍的原因有上肢、下肢和躯干的被动与主动关节活动受限,肢体肌力下降,上肢、下肢和躯干的协调性障碍等。

除了相应的运动功能训练外,对于如厕困难的患者主要是通过改变厕所的构造来解决,如使用坐式马桶和垫高便座,使用室内便器等。能步行但尿失禁患者用的工具:集尿器、塑料集尿袋;卧床患者用的工具:男性有活动式集尿瓶、集尿器、阴茎套集尿器可使用;女性可用尿布;对于大便失禁可用布垫。

8.移动能力障碍的训练　移动能力主要与下肢的功能密切相关,移动障碍的主要原因多是由于下肢关节病变、手术等导致的疼痛,以及下肢肌力降低、关节活动受限等。

移动能力受限除了针对患者本身的功能障碍进行训练外,主要是借助一些辅助移动的设备,诸如轮椅、拐杖、手杖、助行器等。

当患者的负重能力发生变化时,应根据患者的实际功能情况选择不同的辅助步行设备。一般来说:上肢功能正常,下肢功能损害较重者,选用腋拐或轮椅;上肢功能正常,下肢功能部分损害者,可选用助行架、臂拐或手杖;肱三头肌肌力弱,下肢功能部分丧失者,可选用臂拐加三头肌支撑板;肘关节稳定性差,下肢功能部分丧失者,选用臂拐;腕关节支撑无力,下肢功能部分丧失者,可选用臂拐加腕固定带;平衡功能障碍者,可选用助行器。

对于选用轮椅的患者,主要是为患者选择合适的轮椅,并训练患者在轮椅上保持良好的坐姿,训练患者在轮椅上的减压技术。另外,最主要的是要教会患者轮椅操作技能,包括驱动轮椅、上下台阶、上下坡道、转弯等技巧。

对于选择拐杖、助行器的患者,主要是注意拐杖和助行器长度的确定,长度要适合患者的实际情况。长度的测量方法分为精确测量法和粗略测量法,精确测量法:仰卧位,穿鞋,上肢放松于身体两侧,腋拐轻轻贴靠腋窝,伸至小趾前外侧15cm处即为拐杖的适当长度,肘关节屈曲150°,腕关节背伸手掌面所及处为拐杖的把手高度;粗略测定方法:杖长为身长减去41cm,手的高度为站立时股骨大转子的高度。拐杖和助行器的训练主要是不同步态的训练,包括三点步、四点步、摆至步、摆过步等。

9.上下楼梯的训练　当患者平地行走能力比较好时,就可以开始进行上下楼梯的训练。骨科患者上下楼梯障碍主要是关节活动受限或者肌力不足、平衡协调不够所致。一般的原则是上楼梯时,功能较好一侧下肢先上,功能较差一侧下肢后上;下楼梯时,功能较差一侧下肢先下,功能较好一侧下肢后下。同时患者可以使用拐杖、手杖等步行辅助器具,或者利用楼梯的扶手增加上下楼梯的安全性。

10.家务活动障碍的训练　设法帮助康复中的患者操作简化易行的家务活动也是康复小组所有成员的职责。家务活动的范围如下:自我照料、做饭、洗衣、到市场或商店购物、住房收拾与维修、亲属交往、教育、娱乐和参加社团活动等。

可以将训练安排为社会服务或医院服务,在可能情况下,也可以将上述两种形式结合起来。理想的训练计划,应在康复中心或医院中的物理医学和康复科中打下基础,并应在住院时期就开始进行。在这里,有关患者康复的工作小组,可将家务操作列为患者康复总计划的一个组成部分。

(五)原则及注意事项

1.ADL障碍的治疗原则　ADL障碍的常见原因多是由于肌力低下,相应肢体的关节活动受限,协调性和灵巧性障碍以及各种原因导致的感觉减退等。

(1)肌力低下的ADL训练原则:①选用质量轻的物品、容器或工具;②适当借助重力辅助;③选用辅助器具或适应方法代偿丧失的功能;④根据需要选用电动工具或用具;⑤利用杠杆原理、增加摩擦以减小用力等;⑥必要时使用双手。

(2)关节活动受限的ADL训练原则:①采用各种适应方法取物;②使用各种适应方法代偿抓握受限;③将常用的物品放在易于获取之处;④类风湿关节炎患者应使用关节保护技术。

（3）协调性和灵巧性障碍的 ADL 训练原则：①固定物体，稳定身体近端以利于控制身体远端；②运用可以增加摩擦的适应性用品或用具以加强稳定性；③使用加重的器皿、工具等；④使用可以替代精细动作技能的各种适应方法。

（4）感觉障碍的 ADL 训练原则：①注意保护感觉缺失的部位，避免出现擦伤、切割伤、烧伤及压疮等；②采用视觉替代减弱或者丧失的感觉功能；③养成关注感觉障碍部位的良好习惯。

2. ADL 训练的注意事项

（1）ADL 的训练效果会受到记忆障碍、严重的感觉性失语、定向障碍、意念性失用以及焦虑的影响，故有上述情况时暂不进行 ADL 训练。

（2）患者的动机和对不同独立水平的需求决定了患者接受 ADL 训练的需求程度，训练内容要与患者的需求相结合。

（3）在 ADL 训练中，上肢或下肢哪一个作用更重要，这要根据情况，看其障碍部位和程度而定。为了使 ADL 独立进行，首先应以独立步行或独立获得移动动作为前提条件。

（4）上肢的 ADL，应尽早从床边开始，为此，应利用功能夹板及其他自助工具，不管残疾多么严重，也尽量让患者独立来完成动作。

（5）ADL 训练是由作业治疗师在治疗室进行的，患者回家以后，应当在居室、卧室配有家具的环境中进行练习。

（6）作业治疗上所教授的 ADL，如果不在病房和家中实行则毫无意义，特别是身边的动作尤其如此，必须与病房护士、家属随员密切联系并取得他们的协助。

三、改善上肢功能的作业训练

作业治疗的核心意义在于通过精心设计的训练活动，促进患者适应社会、工作、个人及家庭的需要，找回生活的意义。要想达到这一目的，上肢的功能康复对一个人来说，其意义重大。在此我们重点介绍关于上肢的作业训练。

（一）肩部

肩部骨折的固定会很快导致关节僵硬和疼痛，因此要求骨折处理后（包括手术或非手术治疗），在控制的范围内由治疗师进行专业化的被动活动、主动助动活动或主动活动。重点是恢复患者的功能性活动，特别是日常生活活动（ADL）。

（1）稳定的肩部骨折。一旦急性疼痛减轻，立即开始功能锻炼。进行轻柔的主动运动，改善肩关节的一般性活动范围，重点是肩关节的外展和前屈活动。

（2）不稳定的肩部骨折。需要切开复位钢板螺钉内固定。一般手术后 2 周才开始肩部活动，在保护下进行被动活动和主动助动活动练习，也可利用辅助器，如肩关节悬吊架或滑板进行练习。治疗过程中需定期拍摄 X 线片检查骨折愈合情况。

（3）在术后 6~8 周进行肌肉等长练习和肩关节钟摆运动练习。要求健手托住患手肘部，弯腰时上肢尽量放松和下垂，作钟摆运动和顺时针及逆时针划圈运动，可逐渐增加钟摆活动范围及划圈大小。

（4）当肩关节运动范围改善后，活动范围应扩大，并且减少对患肩的支持。例如，肩关节悬吊架（或滑板）练习原先在腰部高度平面活动，应该增加到胸部平面的活动，鼓励患者进行肩部平面的外展和前屈，也可以采用捻线机进行肩关节旋转练习。

（5）当石膏和夹板外固定去除后,可开始主动助动活动和主动活动,进行肩关节前屈、后伸、外展、内旋、外旋和等长肌肉收缩练习。有设备条件的场所,应鼓励患者参与休闲娱乐活动,有助于肩关节功能恢复,如游泳、射箭、乒乓球、台球、日常家务劳动及园艺劳动。

（二）肘部和前臂

肘和前臂的功能主要是肘关节屈伸和前臂的旋前、旋后。对于肘部和前臂骨折的作业治疗,主要是解决因肘和前臂功能失衡引起的 ADL 存在的任何问题。

开始阶段的治疗有:轻柔的活动、鼓励患者主动练习肘关节屈伸、前臂旋前和旋后及手的握持动作。重点是消除肿胀和改善关节活动范围,然后是肌力和协调性的练习。早期的作业治疗方法有:绘画、制作糕点、沙粒作业、编织、陶器作业和治疗性游戏等;后期作业治疗应增加较大阻力及全范围的活动度练习。例如:直立织布机作业、印刷机作业、捻线机作业、肩轮作业、金工作业和木工作业等。

1.肱骨髁上骨折　一般采用石膏和夹板外固定,维持肘关节屈曲 90°～100°位,上肢用颈横带悬挂。2 周后,每天去除夹板,在保护下采用重力消除体位(即治疗师托住患肢或将患肢放置于滑板面),患者进行轻柔的无阻力的主动练习。特别强调肘关节主动活动和肘关节屈曲的重要性,禁止肘关节暴力下的被动活动和肘关节伸直牵拉,以避免或减少肘关节发生骨化性肌炎和前臂肌肉发生缺血挛缩的可能。

2.复杂的肘部骨折　需要手术切开复位,坚强的内固定。一般手术后 3～5d 开始主动活动练习。桡骨头骨折很少需要固定,无移位骨折或关节面完整的患者,只需要用颈横带悬吊固定保护 2 周。鼓励患者每天主动进行旋前旋后活动,重点是旋后活动练习,因为旋后活动较难恢复到全范围的活动度。

3.桡骨远端骨折　是上肢最常见的骨折,绝大多数受伤原因是跌倒时腕关节处于背伸位,这是一种保护性伸直反应。桡骨远端骨折分为伸直型骨折(Colles 骨折)、屈曲型骨折(Smith 骨折)和关节面骨折伴腕关节脱位(Barton 骨折),通常可通过手法复位外固定治疗。桡骨远端骨折采用夹板或短臂石膏或固定 3～5 周,固定范围从掌指关节至前臂上段。如果夹板或石膏拆除后活动受限,需要及时治疗,治疗从主动活动开始,对于稳定性骨折可采取被动牵伸和关节松动术,鼓励患者在耐受范围内恢复功能性活动,如 ADL 活动、治疗性游戏和工艺作业等。

外固定去除后 2 周开始进行力量训练,重点是恢复腕关节稳定性,可采用治疗泥、螺丝刀、皮革冲压机具等进行手抓握练习,因为这些作业需要反复有力的握持和腕关节稳定。桡骨远端骨折愈合后,鼓励患者进行上肢逐渐分级持重练习。

对于使用骨折外固定架的患者,应根据外科医师的医嘱,骨折固定架的上下端的关节早期开始主动活动。经主管医师许可后,主动运动可在漩涡池中进行,其优点是可以清洁伤口,水振动可以改善血液循环,水的浮力可创造减重环境。外科医师可能首先要求治疗师放松固定架,早期进行腕关节屈曲练习,然后待数周后再进行伸腕练习,腕关节活动范围必须在外科医师规定的范围内进行。当外固定架去除后,改换为夹板固定,此时的作业治疗方案应与夹板固定期的治疗方案一致。患者腕关节最大功能的恢复大约需要 9 个月的时间。

（三）手外伤作业治疗

1.治疗的原则和方法　手外伤患者的治疗是以协作组形式进行,作业治疗仅是整体治疗的一个组成部分,各成员之间的交流,正确的手术前评定和准备,精湛的手术技巧,有效及时的术后康复和患者的主动参与,是恢复手功能的保障。作业治疗应遵循以下原则。

(1)制动与活动:骨折、关节脱位复位后和软组织损伤修复后,需要制动一段时间,以免骨折、关节再移位和修复组织断裂,而且制动也有利于组织的愈合。但是,制动也会造成软组织的粘连和僵硬,给后期功能恢复带来困难。因此,要根据创伤和修复的具体情况来掌握制动的时间和制动的范围。一般而言,肌腱缝合术后应制动3~4周,神经缝接术后若张力不大应制动3周,关节脱位复位后应制动3周。骨折的制动要根据创伤程度、部位和稳定性的情况进行分析,以确定所需最短制动时间和最小制动范围。

当几种组织的制动时间发生矛盾时,不应只顾及一种组织的制动,而应全面考虑,根据需要逐步改变制动的范围。例如前臂下端骨折合并神经肌腱损伤,手术后石膏托外固定,制动范围由肘下至指端,3~4周后神经和肌腱基本愈合,应该开始活动,但骨折仍需制动。在这种情况下,可以把石膏固定范围改成由肘下至掌指关节,使手指可以早期进行主动或被动活动,骨折部位仍继续固定,待骨折愈合后,再去除石膏,进行功能锻炼。为了照顾某些部位或某种组织的早期活动,过小范围或过短时间的制动,或迁就某种愈合较慢组织,过大范围或过长时间的制动都是错误的。

(2)预防畸形:可采取措施:①最小范围固定;②抬高患肢,预防或消除肿胀;③主动活动;④被动活动;⑤在允许的部位进行功能性活动;⑥动力性手夹板(图2-2)。

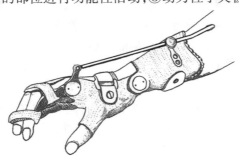

图2-2　动力性手夹板

(3)矫正畸形:可采取措施:①包括主动和被动运动在内的手法治疗,通常由物理治疗师进行;②系列手夹板以维持畸形矫正后的姿势。

(4)患者个人的清洁卫生和预防伤口感染。

(5)预防肿胀。

(6)对患者的鼓励和功能再教育:外伤或手术后患者因惧怕疼痛,不敢使用患侧手,使患侧手失去正常的运动模式。为了避免上述情况发生,治疗时应鼓励患者在允许范围内,尽可能正常地使用患手。

(7)手夹板和辅助器具的使用:在手外伤治疗中,手夹板非常重要,尤其适合于神经损伤患者。手夹板可以提供固定支持、矫正或预防畸形,并协助主动运动。

(8)手的美容及心理问题:手与脸一样,经常裸露于外部,是人们看得见的部位,尽管伤残手的功能良好,但如果外形丑陋,患者(特别是女性和年轻患者)也可能将其藏在口袋中,不愿让人看见,不便发挥手的功能。因此治疗组成员应重视患者潜在的心理问题,尽最大努力治疗患者心理问题。

（9）缓解疼痛。

（10）定期评定：通过患者治疗前后的功能评定，可以增加患者的信心，对于评估治疗效果和制定进一步的治疗方案也是必需的。

（四）作业治疗的代表性项目

1. 治疗泥（图2-3）手锻炼 OT 用的黏土，主要采用普通的黏土或着色的橡胶黏土。根据治疗早期、中期和后期的不同治疗目的，可调节黏土的量及其软硬度。该作业有增强手指肌力、耐力及改善手指灵巧性、协调动作的效果。

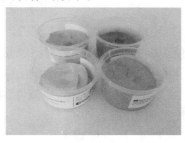

图2-3 治疗泥

（1）粗大对指锻炼：①将治疗泥捏成一锥体形粘在平面上，将手指拇指放入治疗泥，使手指在锥体上靠近。②将治疗泥做成扁盘粘在一平面上，将手指和拇指从圆盘上插入并向圆盘中心靠拢。

（2）粗大手指屈曲锻炼：将治疗泥放在手掌，屈曲手指成握拳状，使劲捏治疗泥。

（3）单独手指屈曲锻炼：用单独手指将长条状治疗泥扣压截断成多节。

（4）单独分指对指锻炼：将治疗泥球放在拇指和示指之间，捏球直到手指相碰，用其他手指重复该运动。

（5）指外展锻炼：将治疗泥环放在近端和远端指间关节之间，将手指伸展分开泥环。

（6）粗大手指伸展：①将手指和拇指放在对指位，将治疗泥环放在掌指关节和近端指间关节之间，向外伸展手指（背伸和外展）。②将治疗泥扁盘按在桌上，保持手指伸展，并将治疗泥按薄。③保持手指呈伸展位，将治疗泥揉成一条卷。

（7）手指内收锻炼：将一片治疗泥置于两手指之间，将两手指靠拢。

（8）拇指屈伸锻炼：将治疗泥做成圆团，放在一个平面上，手呈中间位，将拇指向圆柱体深深按压，然后拿出。

（9）腕背伸锻炼：将前臂和肘放在桌子上，腕在桌边缘外放松，同时握住治疗泥，用另一只手抓住治疗泥的另一端，用腕部向上拉治疗泥。

2. 弹力治疗带锻炼 根据弹力强度和治疗用途不同，治疗带可分为轻度、中度和强度等，因此，可进行分级别的抗阻练习。在手部作业治疗中，治疗带主要用于肌力、耐力、协调性和关节活动度的训练。

（1）伸指及指外展锻炼。

（2）拇外展及伸拇锻炼。

（3）伸指屈掌指关节锻炼。

3. 娱乐性治疗 袖珍玩具和游戏机在手作业治疗中是非常有用的练习器具，它具有趣味性和治疗针对性强等优点，特别适合青少年手外伤患者的康复治疗。对于改善手的灵巧性、手眼协调、感觉训练、脱敏治疗和掌指关节、指间关节的主动屈曲有明显的效果。

1)利用斜板支架训练腕关节屈曲运动。

(1)屈腕训练:①将跳棋放置于桌面,毗邻斜板高的一端;②前臂安置于斜板上,腕关节位于顶端的外方;③患者必须最大程度地屈腕,才能捡起跳棋,然后将拾到的跳棋放入另一盒中。

(2)伸腕训练:①将跳棋放置于斜板的最高处;②前臂放置于斜板上,同时肘部支撑于桌面;③患者需要最大程度伸腕,才能捡到跳棋,然后将捡到的跳棋放入另一盒中。

(3)旋前/伸腕训练:患者前臂旋后,将跳棋放入邻近盒中,当跳棋放回原位时,前臂旋前/伸腕动作即得到了锻炼。

2)掌指关节屈曲和对指练习:用以改善掌屈,或者感觉训练,或者脱敏训练。训练方法:伤手从盒子孔中捡起某小物品(例如:玻璃球),然后又将物品放回盒中,如此反复进行,并记录每次花费的时间。目的是改善腕关节、掌指关节屈曲和手指灵巧度。

3)用镊子和衣夹进行对指、夹捏和手的灵巧性、协调性的练习:如果调节衣夹的弹簧强度不同,可进行轻度、中度及重度的肌力、耐力训练。

4)插孔板游戏(图2-4):可单人进行,也可双人或多人进行,记录每人完成所花费的时间,花费时间短者为优胜者。练习目的是消除肿胀,主动活动肘关节、肩关节。为了防止身体侧弯的代偿动作,应让患者坐下,稳定骨盆。

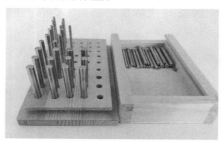

图2-4 插孔板游戏

训练方法:①插孔板可平放于桌面,也可斜置于桌面,或悬挂于墙面;②木销钉口径可制成 2.5～5cm,长度为 7.5～15cm;③嘱咐患者,按要求将木销钉插入孔中。强化训练:①加大木销钉的长度;②增加木销钉的重量(用铅皮包裹);③用布袋蒙住患者的眼睛,以增加感觉刺激;④将插孔板放置于各个方向,练习肩关节外旋和内旋活动。

5)穿珠子游戏(图2-5):目的是增强手的灵巧性和眼手协调能力。训练方法:嘱咐患者,将木质制成的大小各异的珠子或玻璃球,按要求穿在圆柱上,并记录每次完成的时间。强化训练:①可增大各圆柱间的距离;②加高圆柱的高度。

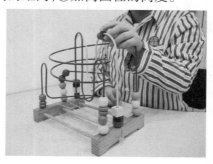

图2-5 穿珠子游戏

6）套环器锻炼（图2-6）：铁丝制成形状各异的环圈，铁丝上有垫圈，让患者手握把柄，设法让垫圈从铁丝的一端移动至另一端。目的：腕关节屈伸和旋转练习。

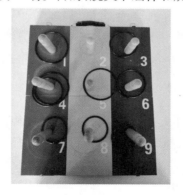

图2-6　套环器锻炼

7）手的灵巧度练习：用测定手指协调的9孔插板进行。9孔插板如无市售商品，可自制9孔插板和插棒。9孔插板为一块13cm×13cm的木块，上有9个孔，孔深1.3cm，孔与孔之间间隔3.2cm，每孔直径0.71cm，长为3.2cm、直径为0.64cm的圆柱形插棒，共9根。练习方法：在插板旁测试手的一侧放一个浅皿，将9根插棒放入其中，让患者用测试手每次一根将木棒插入洞中，插完9根后再每次一根拔出放回到浅皿内，计算共需的时间，测定时先利手后非利手。

（五）关节的保护技巧

在骨关节损伤后的愈合过程中的不同病理阶段，都应该遵循关节保护原则。其目的是：减轻关节疼痛，预防关节再次损伤和变形，并且提供一种代偿的方式，帮助患者解决一些ADL中的困难。

（1）使用较大有力的关节。

（2）避免关节长时间保持一个动作。

（3）避免关节处于易变形位置，保持正确姿势。

（4）注意工作和休息之间的平衡。

（5）及时、正确地处理关节疼痛。

第三节　临床康复工程

一、概述

康复工程学（rehabilitation engineering，RE），是工程技术人员在全面康复和有关工程理论指导下，与各个康复领域的康复工作者、残疾人和残疾人家属密切合作，以各种工艺技术为手段，帮助残疾人最大限度地开发潜能，恢复其独立生活、学习、工作、重返社会和参与社会能力的学科。

康复工程学是一门跨专业的交叉学科,融合了康复医学、生物医学工程、功效学和仿生学,以组织再生、功能重建、评价技术为主要内容的一门新兴的工程技术学科,涉及医学和工程学两大学科的若干专业,包括解剖学、生理学、病理学、人体生物力学、机械学、电子学、高分子化学、材料学,是重要的康复手段之一。对一般治疗方法难以治愈的身体器官缺损和功能障碍者,它是一种主要的治疗手段,矫形器是骨科康复中主要的辅助器具。

二、矫形器

矫形器(图2-7)是一种体外支撑、保护、矫正、辅助或替代装置,以减轻骨骼肌肉系统的功能障碍为目的,它借助外部机械结构对运动器官起辅助治疗及康复作用。矫形器可以完全制动一个关节或身体某一节段,限制某一方向的运动,控制活动度、辅助运动或减轻承重力等。主要用于四肢、躯干等部位。

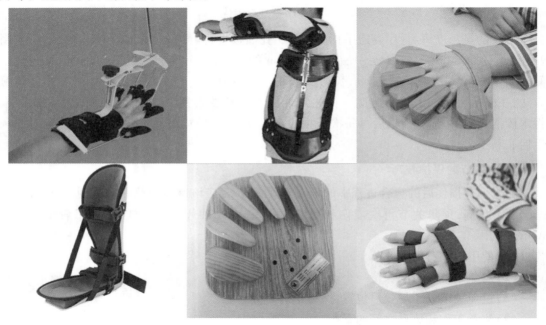

图2-7 矫形器

配置矫形器主要是为了改善患者功能。矫形器通过限制肢体或躯干关节的异常活动以保持关节的稳定性,恢复肢体的承重或运动功能;预防、矫正肢体的畸形或防止畸形加重;通过对病变肢体的固定和保护,促进病变痊愈;通过某些装置代偿已经失去的肌肉功能,或对肌力较弱的肢体或躯干予以一定的助力来辅助肢体产生运动。

根据矫形器的安装部位可分为上肢矫形器、下肢矫形器、脊柱矫形器三类。矫形器的命名是按照美国国家科学院假肢、矫形器教育委员会1972年提出的命名方案而命名,即以矫形器所包含关节的第一个英文字母组成矫形器的名称。不同部位的矫形器功能和适应证也不同,每一种又包括许多不同型号、不同功能的矫形器。

使用矫形器前,首先应了解患者的一般情况和病史,并对患者进行功能评定,拟定康复方案和矫形器处方,继而设计、测量、绘图、取模、制造矫形器。矫形器制作成功后,首先应试穿,根据情况予以必要的调整。另外,还应该教会患者使用矫形器,一般需要进行适当的训练。最后由康复医生负责检查矫形器的装配是否符合生物力学原理,是否达到预期的目的和效果。有的患者需要定期随访,一般 3 个月或半年随访 1 次,以了解矫形器的使用情况及对病情的影响,必要时应对矫形器进行调整或修改。

三、假肢

假肢(prosthesis)是用于弥补截肢者肢体的缺损和代偿其失去的肢体功能而制造、装配的人工肢体。假肢的制作、装配和使用是一个系统的康复工程,需要康复医师、假肢制作技师、物理治疗师、作业治疗师、心理治疗师和截肢患者共同参与。康复医师负责评定残肢、制订康复方案、开具假肢处方、检查假肢适配性;假肢制作师负责假肢的制作和假肢的维修工作;物理治疗师、作业治疗师和心理治疗师负责残肢的评定、残肢的塑形、肌力训练、假肢使用训练和心理治疗等。截肢者是假肢的使用者,截肢者良好的心理、良好的残肢条件、积极主动参与残肢和假肢使用的训练是取得假肢最好装配效果的关键。

(一)假肢的结构

假肢的基本结构包括接受腔、功能性部件、连接部件、悬吊装置和外套(图 2-8)。

1.接受腔　接受腔是假肢与残肢之间的腔体部件,主要作用是容纳残肢、传递残肢与假肢间的作用力,承担体重、控制假肢运动和悬吊假肢。接受腔包括硬接受腔和软接受腔。硬接受腔多由强化塑料材料制成,支撑体重。软接受腔由硅橡胶、塑料泡沫、皮革等制成,放入残肢与硬接受腔之间,以利于分散残肢的受力,使穿戴更舒适(图 2-9)。

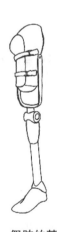

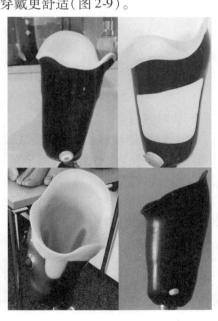

图 2-8　假肢的基本结构　　　　　　　　图 2-9　接受腔

2.功能性部件　功能性部件包括关节、手或假脚。上肢假肢主要包括假手、腕关节和肘关节。下肢假肢包括髋关节、膝关节和假脚。膝关节是影响下肢假肢功能的重要结构。近十多年来,膝关节已从单纯的机械关节发展到气压关节、液压关节和智能关节,使假肢具有了更接近正常肢体的关节活动功能。

3.连接部件　包括各种连接管、连接头和上肢假肢的臂筒等结构,多由金属材料、木材或塑料制成,用于连接假肢各部件。

4. **悬吊装置** 现代假肢由于接受腔制作技术的发展,全面接触型吸着式接受腔得到广泛应用,相当多的假肢用接受腔本身悬吊或用硅胶锁具式接受腔悬吊,少数短残肢的假肢和传统假肢仍需要用大腿围帮或腰带等悬吊。

5. **外套** 外套包括美容手皮、海绵外套和人工假皮等。海绵外套包在假肢关节和连接件的外表面,通过打磨塑形,形成跟健侧肢体相似的肢体外形,并可在其外表面喷上一层人工假皮,起到美观、保护和防水作用。

(二)假肢的分类

1. **按结构分类**

(1)壳式假肢(图 2-10):亦称外骨骼式假肢。由制成人体肢体形状的壳体承担假肢外力。特点是结构简单、重量轻;但表面为硬壳,易损伤衣裤。

(2)骨骼式假肢(图 2-11):亦称内骨骼式假肢。特点是假肢的中间为类似骨骼的管状结构,外包海绵物,最外层覆盖肤色补袜套或人造皮,外观好,穿着时不易损伤衣裤等,现代假肢多采用此种结构。

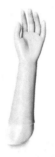

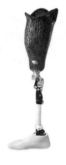

图 2-10　壳式假肢　　　　　图 2-11　骨骼式假肢

2. **按安装时间分类**

(1)临时假肢:用临时接受腔和假肢的一些基本部件装配而成的简易假肢。它结构简单、制作容易、价格便宜,用于截肢后早期使用。临时假肢的主要优点是有利于早期下床和负重训练、促进残肢定型,并可对接受腔及时修整,缩短康复的时间。

(2)正式假肢:为正常长期使用需要而制作的完整假肢。

3. **按假肢的主要用途分类**

(1)装饰性假肢:如装饰性假手。

(2)功能性假肢:既有假肢外形又能代偿部分肢体功能的假肢。

(3)作业性假肢:一般没有假肢外形,主要用于代偿肢体的功能。多用于辅助截肢者完成某些特定工作的需要。

(4)运动假肢:专门为截肢者参加各种运动而设计制作的假肢。

(三)假肢处方

假肢处方是假肢安装的重要环节,康复医师在书写假肢处方前,应同截肢康复组对截肢者进行评定,根据评定结果书写假肢处方。假肢处方的主要内容包括截肢者的一般情况,截肢的原因、时间、部位和残肢的情况,假肢名称、接受腔要求、主要功能部件和注意事项等内容。

四、轮椅与助行器

（一）轮椅

轮椅是康复的重要工具,对于伤残者十分重要,它不仅是肢体伤残者的代步工具,更重要的是使他们借助轮椅进行身体锻炼和参与社会活动。目前轮椅主要有手动轮椅、电动轮椅和声控轮椅等。

1. 轮椅的结构和功能

普通轮椅一般由轮椅架、车轮、刹车装置及座靠四部分组成(图2-12)。轮椅各部件的功能不同。

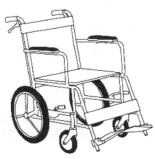

图2-12 轮椅的结构

1)大车轮:承载主要的重量。轮的直径有51cm、56cm、61cm、66cm等数种。除了少数使用环境要求用实心轮胎外,多用充气轮胎。

2)小车轮:直径有12cm、15cm、18cm、20cm等数种,直径大的小轮易于越过小的障碍物和特殊的地毯。但直径太大使整个轮椅所占空间变大,行动不方便。正常小轮在大轮之前,但下肢截瘫者用的轮椅,常将小轮放在大轮之后。操作中要注意的是小轮的方向最好与大轮垂直,否则易倾倒。

3)手轮圈:为轮椅所独有,直径一般比大轮圈小5cm。偏瘫患者用单手驱动时,再加个直径更小者以供选择,手轮圈一般由患者直接推动。

4)轮胎:可分为实心轮胎、有充气内胎型和无内胎充气型三种。实心型轮胎在平地走较快且不易刺破,易推动,但在不平整的道路上振动大,且容易卡入与轮胎同宽的沟内,并且不易拔出;充气内胎易刺破,但振动比实心轮胎小;无内胎充气型轮胎因无内胎不会刺破,而且内部也充气,坐起来舒服,但比实心轮胎较难推行。

5)刹车:大轮应每轮均有刹车,如为偏瘫者只能用一只手时,只好用单手刹车,但也可装延长杆,操纵两侧刹车。刹车有如下两种。

(1)凹口式刹车:此刹车安全可靠,但较费力。调整后在斜坡上也能刹住,若调到1级在平地上不能刹住为失效。

(2)肘节式刹车:利用杠杆原理,通过几个关节而后制动,其力学优点比凹口式刹车强,但失效较快。为加大患者的刹车力,常在刹车上加延长杆,但此杆易损伤,如不经常检查会影响安全。

6)椅座:其高、深、宽取决于患者的体型,其材料质地也取决于病种。一般深为41cm、43cm、宽40cm、46cm,高45cm、50cm。

7) 坐垫：为避免压疮，要选择合适的坐垫，尽量选用蛋篓(egg crate)形或 Roto 垫。

8) 腿托及脚托：腿托可为横跨两侧式或两侧分开式，这两种腿托都以能摇摆到一边和可以拆卸的最为理想。必须注意脚托的高度，脚托过高，则屈髋角度过大，体重会更多地由坐骨结节承受，易引起该处压疮。

9) 靠背：靠背有高矮及可倾斜和不可倾斜之分。如患者对躯干的平衡和控制较好，可选用低靠背的轮椅，使患者有较大的活动度。反之，要选用高靠背轮椅。

10) 扶手或臂托：一般高出座椅面 22.5~25cm，有些臂托可调节高度。还可在臂托上架搭板，供读书、用餐。

2. 轮椅的选用

选用轮椅时首要的考虑因素是轮椅的尺寸。乘坐轮椅者承受体重的主要部位为：臀部坐骨结节周围、股骨周围、腘窝周围和肩胛骨周围。轮椅的尺寸，特别是座位宽窄、深浅、靠背的高度和脚踏板到坐垫的距离，都会影响乘坐者有关着力部位的血液循环和受力大小。受力过大可发生皮肤磨损，甚至压疮。此外，还要考虑患者的安全性操作能力、轮椅的重量、使用地点、外观等问题。

(二) 助行器

辅助人体支撑体重、保持平衡和行走的工具称为助行器(walking aids)。也可称为步行器、步行架或步行辅助器等。助行器从操作力源上可划分为 3 类。

1. 动力助行器　动力助行器是一类由人体外部动力驱动的助行器。实际上它是一种可穿戴在瘫痪下肢的，装有便携式小型动力源驱动的助行机械。这种助行器的控制可以手动控制，也可通过可控肌肉上提取的肌电实现意识控制。助行器的电源可装在助行架或多脚杖上，通过导线为助行器提供电源。动力助行器适用于高位截瘫患者，它不仅克服了无动力助行装置消耗患者的能量过多、步态仿生性差等缺点，也避免了功能电刺激助行器的各种不适反应。动力方面现在多采用电机直接驱动步行器，与以往气体驱动和液体驱动的助行器相比，它具有结构简单、控制方便、运行精度高、对环境污染小等优点，缺点是造价昂贵从而不适合全面推广。

2. 功能性电刺激助行器　功能性电刺激(functional electrical stimulation, FES)助行器是通过电刺激使下肢功能丧失或部分丧失的截瘫患者站立行走的助行器。FES 是利用体表或皮下电极对肌肉施加电刺激，使丧失神经控制的肌肉产生收缩的一种技术。FES 的应用为中枢神经系统损伤所致的瘫痪肌肉的运动功能重建和锻炼提供了有效的手段。FES 与微电子、微处理技术结合后给神经系统的康复带来革命性的变化。目前，功能性电刺激已广泛用于运动功能恢复、刺激呼吸等方面。使用 FES 助行器，首先是使患者站立，其次是重建其步行功能。在步行时，把不运动的关节固定，以提高稳定性，对运动关节的肌肉用 FES 控制，例如电刺激股直肌收缩使髋关节屈曲或电刺激股二头肌、半腱肌、半膜肌收缩使髋关节伸展。

3. 无动力助行器　即无人体外部力源，使用者利用自身体能操作的助行器。拐杖和助行架都属于无动力助行器，临床使用广泛。

1) 拐杖(图 2-13)：按支撑部位可分为腋杖、臂杖和手杖。

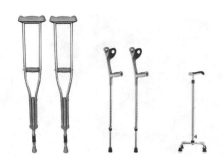

图 2-13　拐杖

（1）腋杖：是具有腋手复合支撑结构的拐杖。可分很多种，如普通腋杖、短腋杖、偏置形腋杖、前臂托板腋杖等。腋杖的长度为身长减去 41cm。

（2）臂杖：是具有臂手复合支撑结构的拐杖。可分为上臂杖、前臂杖、前臂托板臂杖。

（3）手杖：是指用手支撑使用的拐杖。可分为普通手杖、偏置形手杖、多脚手杖等。合适的手杖全长等于股骨大转子上缘至鞋后跟底部的距离。正确地使用手杖可增大支撑面积，减少下肢骨骼的结构负荷，提供感觉反馈，有助于运动时的加速和减速。

2）助行架。是辅助人体稳定站立、行走的工具和设备的统称。助行架可提供一个比手杖更宽、更稳定的支撑基底。可用于需要更多平衡辅助、年老的、恐惧感强的、协调性差的患者。其作用是帮助步行困难的肢残者支撑体重、保持稳定平衡、减轻下肢负荷。助行架有各种尺寸，高度可调，有各种不同设计，如折叠式、滚动式、交替式或爬楼梯用助行架等。按其支撑形式可分为 4 类：手扶式助行架、手撑式助行架、臂撑式助行架、复合撑式助行架（图 2-14）。

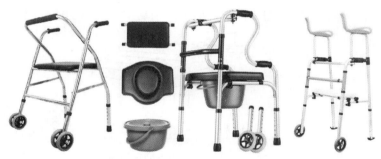

图 2-14　各类助行架

五、自助具

自助具（self‑help devices）是为提高患者的自身能力，使其较省力、省时地完成一些原来无法完成的日常生活活动（ADL），从而增加生活独立性的辅助装置。因此，自助具主要适用于生活自理和日常生活活动有一定困难、但修改用品用具后尚能克服的患者。

常用自助如下。

1.扣钩及拉链钩（图 2-15）　适用于手指功能障碍而不能完成扣纽扣和拉拉链患者。

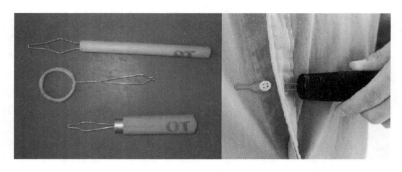

图 2-15　扣钩及拉链钩

2. 穿袜用具（图 2-16）　可用一张硬纸板或塑料及 2 条绳带制成。适用于髋、膝关节不灵活等患者。

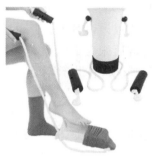

图 2-16　穿袜用具

3. 长柄梳及长柄牙刷　适用于上肢关节活动受限者使用。

4. 固定在台面上的指甲剪（图 2-17）　适用于手指捏持、对掌功能受限者。

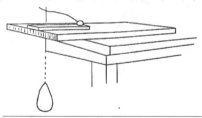

图 2-17　固定在台面上的指甲剪

5. 马桶坐垫（图 2-18）　可套在马桶上加高、加宽,有的带扶手,适用于髋、膝关节屈伸有困难者,便于坐下和起立。

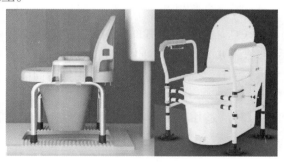

图 2-18　马桶坐垫

6. 免握餐具（图 2-19）　套在手掌中使用，适用于手指不能握持者。

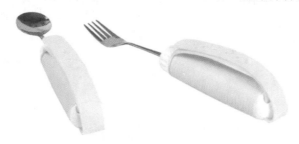

图 2-19　免握餐具

7. 不同形状的餐具（图 2-20）　不同角度，不同宽窄及各种手段的餐具适用于手部活动障碍者。

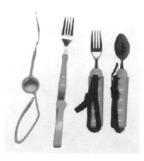

图 2-20　不同形状的餐具

8. 持笔器（图 2-21）　适用于手指握持有困难的患者。

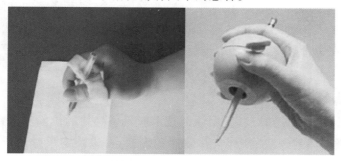

图 2-21　持笔器

9. 持杯器（图 2-22）　适用手部功能受限者，以腕及前臂功能代偿。

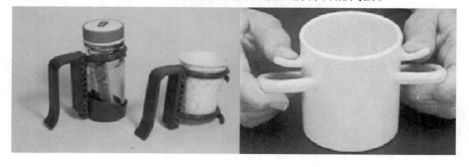

图 2-22　持杯器

总之,自助具的品种繁多,从简单的日用器皿到较复杂的电动装置及计算机化的环境控制遥控系统等。根据其用途可分为进食、书写、阅读、穿衣、个人卫生、移位活动、交往活动、体育娱乐及职业活动等类别。

第四节 注 射 治 疗

一、概述

(一)历史

自 20 世纪初期,普鲁卡因用于关节滑膜炎症的注射,可暂时缓解疼痛。1951 年,Hollander 介绍和报道了小剂量局部(关节内及关节周围)注射醋酸氯化可的松可控制由创伤或关节炎所产生的炎症与疼痛。

(二)作用

1. 药物作用

(1)局部麻醉剂注射:治疗急慢性疼痛患者有效,其机制是阻止了感受伤害沿传导通路的传入。

(2)皮质类固醇注射:能减轻炎症和疼痛,并促进活动及功能恢复。

2. 综合治疗的手段之一　注射技术不应被孤立用于治疗疼痛等功能问题,而是应将其作为综合治疗中的一个组成部分,并与其他治疗手段(如适当的运动疗法)相互协调应用。因此,注射方法应在患者整体康复之中进行,注射前常应采用理疗、运动疗法及药物等无创性治疗。

(三)操作要点

1. 具备必要的注射相关知识　使用注射技术应具备必要的诊断和治疗知识,并清楚各种疗法及其他可供选择的疗法的限制、并发症和优缺点,以决定最佳的治疗或联合治疗方案。同时还应具备丰富的解剖基础和注射药物特性的相关知识,包括可能出现的副作用和意外出现的并发症及其预防和治疗。

2. 应采取的预防手段　以减少感染的发生率为目标,具体包括戴手套和保护针眼,这可有效预防血源性传播的病原体侵入机体。

3. 注射的定位要适当　适当的注射定位应容易接近注射点,且患者易于接受。应在骨突处放置一垫子,以减少受压引起的不适感。如有可能,应使患者处于斜卧位,以使患者更为舒适,且使治疗中迷走神经反射引起的直立性低血压的发生率降至最低。

4. 严格无菌操作　在所有注射技术操作过程中,应严格执行无菌操作,注射部位应消毒(可采用氯己定、碘剂、乙醇等),应用上述消毒剂后应等待 2min 以取得最佳的消毒效果。

5. 减少进针的初始疼痛　为减少进针初始的疼痛,可将皮肤绷紧,然后快速刺入皮肤。减轻进针时初始疼痛的其他方法有使用局部麻醉和气雾冷冻剂。

二、注射治疗常用药物

注射技术所采用的药物主要包括局部麻醉药、神经溶解剂和皮质类固醇三大类。

(一)局部麻醉药

作用机制是可逆性阻断轴索钠通道的离子流动。主要阻断的是周围神经的传导,而不会影响中枢神经。神经阻滞的程度与注射药物的性质、吸收情况、用量及注射部位等有关。

(二)神经溶解剂

应用最广泛的是乙醇和苯酚,这些药物无选择性作用于运动与感觉神经。其中,乙醇一般用于神经根鞘内和局部交感神经阻滞,且12～24h才能达到阻滞效果;苯酚用于鞘内、硬膜外、周围神经和运动点阻滞。

(三)皮质类固醇

主要用于治疗炎症。常用的有:醋酸和磷酸倍他米松钠(6mg/ml)、醋酸甲泼尼松龙(40～80mg/ml)、磷酸钠泼尼松龙(20mg/ml)、醋酸特丁酯泼尼松龙(20mg/ml)、曲安奈德(40mg/ml)、己曲安奈德(20mg/ml)。上述皮质类固醇作用强度、浓度、时间和副作用各不相同。其中,己曲安奈德控制炎症活动的时间最长,氟化皮质类固醇(如曲安奈德)很少选作软组织注射用药,因为它可能会引起软组织萎缩。醋酸特丁酯泼尼松龙和醋酸甲泼尼松龙常用于软组织注射。

(四)绝对禁忌证

包括患者拒绝、局部感染、不能进行充分皮肤准备的皮肤情况、注射部位有肿瘤、有局部麻醉药过敏史、严重的血容量不足、重度凝血功能障碍、颅内压升高(行硬膜外注射时)和败血症等。

(五)相对禁忌证

包括轻微的凝血异常、使用小剂量肝素和糖尿病(使用皮质类固醇时)等。

三、激痛点注射

在肌肉中触及能够产生疼痛和牵涉痛的局限高敏区域称为激痛点(trigger points),或称扳机点,人体的任何肌肉或肌群中均可发现激痛点。激痛点通常在过分紧张的肌群中发现,许多激痛点是以疼痛为特征的,压之可产生疼痛和牵涉痛。疼痛因受累区的牵拉、冷刺激和压迫而加剧。

(一)适应证

诊断为肌筋膜痛或纤维肌痛且能够触及激痛点者可以采用激痛点注射,注射后肌筋膜痛缓解,可以配合进行激痛点牵伸等物理治疗。

(二)禁忌证

激痛点注射的绝对禁忌证是局部皮肤感染、注射部位肿瘤、有局麻药过敏史、严重凝血障碍、败血症或不合作患者。

(三)操作步骤

激痛点通过对受累肌肉的深部触诊来定位,触诊可使患者再现局部疼痛和牵涉痛。激痛点通常是界限明显的敏锐压痛点,当激痛点存在时,被动或主动牵拉受累肌肉常能增加疼痛。对受累肌肉触诊之后进行激痛点注射,首先确定重现疼痛的最痛点为注射点,当注射点确定后,用记号笔做进针点标记。然后进行皮肤消毒,全过程无菌操作,注射点的皮肤和皮下组织通常不需麻。最后用 1.5～2 英寸 4～5cm20～25 号针刺入肌肉压痛点,注射药物之前,需要回抽,避免注入血管内。通过进针出现反跳或重现疼痛确认针在激痛点内,然后将药物呈扇形注射,以增加局部麻醉的范围,产生长时间的疼痛缓解,将针抽出稍加压迫减少出血。

(四)并发症

激痛点注射的并发症包括感染、疼痛、出血。局麻药过量或注入血管内可产生中枢神经系统毒性反应,注入神经内可引起神经损害。注射时若出现严重疼痛,应立即拔出针头。

四、神经阻滞

(一)基本知识

1. 定义　是一种沿着周围神经轴索不同部位注射局部麻醉药,以诊断和治疗各种疼痛的重要方法(如复合性区域性疼痛综合征、带状疱疹后遗神经痛等)。此外,周围神经阻滞还可使肌肉放松,疼痛缓解,以利于进行主动康复训练。

2. 适应证　用于诊断、预测和治疗疼痛。

(1)选择性神经阻滞:判断特殊解剖结构是否为疼痛的病因;判定特殊的伤害感受通路和其他涉及疼痛的发生机制。

(2)诊断性神经阻滞:疼痛原因和部位的鉴别诊断。

(3)预测性神经阻滞:评定神经破坏的可能结果。

(4)治疗性神经阻滞:减少急性术后疼痛、创伤后疼痛,并能终止疼痛循环,达到较长时间的疼痛缓解。

3. 禁忌证

(1)绝对禁忌证:局部感染、有碍备皮的皮肤情况、注射部位的肿瘤、局部麻醉药过敏史、严重的低血容量(阻滞可能产生明显的交感神经阻滞)、凝血障碍、败血症和颅内压升高。

(2)相对禁忌证:包括主动脉狭窄、严重的肺部疾病、镰状细胞贫血和原发的神经疾病(如多发性硬化、肌萎缩侧索硬化症)等增加患者风险的医疗问题。

(3)其他:丙胺卡因用量不应大于 600mg,以避免产生明显的高铁血红蛋白症;含有防腐剂的皮质类固醇禁用于硬膜外和蛛网膜下注射,以避免防腐剂导致癫痫和中枢神经系统永久性损害。

4. 并发症　包括交感神经阻滞后的低血压(常发生于低血容量、脊髓或硬膜外阻滞等身体较大部分阻滞等情况)、局部麻醉药过量或注入血管产生的中枢神经中毒及针刺导致的神经损伤等。

(二)常规操作技术

(1)注射前神经刺激器(图 2-23)定位,并作局部标记。压迫皮肤,形成暂时的凹痕,以作为进针标志。

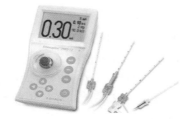

图 2-23　神经刺激器

（2）消毒皮肤，并干燥 2min。

（3）戴消毒手套，在消毒范围内进行触诊，整个过程应无菌操作。

（4）采用单剂量的注射药物。

（5）采用 25 ~ 27 号针、1% 利多卡因对注射点的皮肤和皮下组织进行浸润麻醉。

（6）常规采用 4cm 的 21 ~ 25 号针缓慢刺入注射部位。

（7）回抽注射器以确保药物不会注入血管内。

（8）缓慢注入药物。

（9）然后抽出针头并压迫局部数分钟以减少出血。

五、交感神经阻滞

常用的交感神经阻滞包括颈胸交感神经节阻滞和腰交感神经节阻滞。

（一）胸交感神经节阻滞

患者俯卧位或健侧卧位，俯卧位对单侧和双侧阻滞均适合。胸部垫一软枕头。阻滞上胸段时，摸到被阻滞神经节段的上一个棘突，在此棘突旁开 4cm 作皮丘，皮丘浸润至下一椎体横突，用 8cm 长的阻滞针垂直皮肤进入约 4cm 深碰到横突，将针退至皮下组织，使针头向内、向下再进约 2.5cm，就会遇到异感，即可注入 5 ~ 8mL 局麻药。若未碰到异感，则是碰到椎体后外缘，可将针退至皮下组织，针尖改向头侧或尾侧。若反复多次改变方向仍未找到异感，而是碰到骨质，则将针头退离骨膜 1 ~ 1.5cm，注入局麻药 8 ~ 10mL，亦可边注边退。中胸段和下胸段交感神经节阻滞则是将阻滞针越过椎体，直抵椎体外侧，然后注入 5mL 局麻药（图 2-24）。

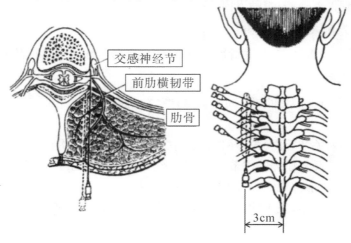

交感神经节

前肋横韧带

肋骨

3cm

图 2-24　胸交感神经节阻滞

（二）腰交感神经节阻滞

患者健侧卧位,确定棘突的正确位置。棘突位置的确定可以从下往上数,髂脊连线经过处为 L4 棘突,再依次向上数,也可以从 T12 依次往下数。用 10cm 长的阻滞针,在棘突上缘旁开 7.5cm 作皮丘,常规皮下浸润,阻滞针方向朝椎体方向前进,在进到 3.5～5cm 时碰及横突,然后再向内下推进 2.5～3.5cm 碰到椎体,减小针与皮肤的角度,再前进 1～1.5cm 越过椎体,注入 5～8mL 局麻药,不要寻找异感(图 2-25)。

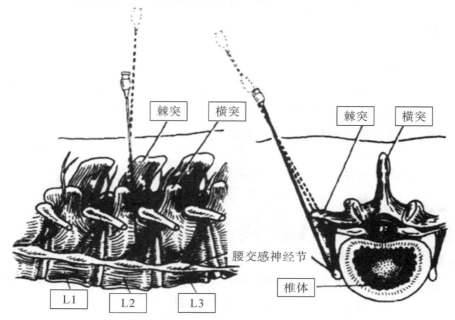

图 2-25　腰交感神经节阻滞

六、关节腔内阻滞

关节腔注射常见的如膝关节腔注射(图 2-26)。膝关节腔注射共有 4 种入路:髌骨外上方、髌骨内上方、髌骨下外侧、髌骨下内侧。

（一）髌骨上外侧入路

较方便,膝关节伸直,针尖与股骨髁面平行,斜向髌骨与股骨关节面的间隙注射。

（二）髌骨下入路

膝屈 90°位,从前方膝眼向内、向上以 30°左右角度于股骨和胫骨之间向对侧髁方向注射。

常规消毒后刺入关节腔内,先做回抽,若有关节积液必须抽吸干净,再注入注射液,拔针后以无菌纱布覆盖。反复屈伸膝关节数次,以利药液均匀分布在关节间隙中,并嘱咐患者术后 2d 不要用水清洗注射部位。1 次/周,5 次为 1 个疗程。有关节积液的病例较多使用髌骨上外侧或髌骨内上方入路,便于抽出积液;无关节积液的病例,较多使用髌下入路,穿刺方便易掌握。

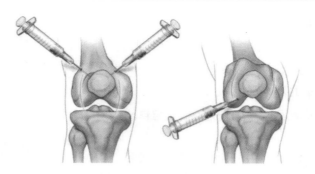

图 2-26　膝关节腔注射

第五节　中国传统康复治疗技术

一、概述

（一）传统康复医学概论

1. 概念　在中医学中,康复多指采用药物、针灸、推拿、传统功法、情志调摄等传统的医疗手段及社会、教育、职业的综合性措施,针对先天或后天因素所致的正气虚衰、形神功能障碍或身体形态异常进行治疗或训练,以保存或改善障碍的形神功能,并使之获得最大限度的恢复。

2. 在骨科康复中的运用

（1）残疾:分为形残和神残两个方面。形残,指损伤引起的解剖形态异常和功能障碍。神残,指损伤所导致的精神情志疾病。

（2）慢性病症:由于损伤后日久或失治,遗留慢性病症,具有多因素致病、多功能失调、多器官组织受累的特点,非常适合传统康复医学所采用的综合调、养、治结合的康复措施。

（3）老年病症:老年人由于脾肾气虚、肝肾精血亏损,均有不同程度的生理功能和结构方面的退行性病变,同时因"正虚邪恋"也常患有各种慢性病症。传统医学的综合康复措施在培补元气、补益肝脾肾及调节气血等方面有其独到功效,对老年骨科病症的康复有较好的效果。

3. 分期治疗原则

（1）急性期:以"急则治标"为原则,以控制或消除症状,抢救生命为主要目的,同时要使用相应的康复措施预防继发性功能障碍,如失用综合征、情绪心理障碍等。常用治法有活血化瘀、舒筋活络、行气止痛、通利关节、清热解毒。

（2）稳定期:以"先扶正后祛邪""标本同治"为原则。此期患者生命体征已基本平稳,故应及时拟定相应康复措施,进行 ADL、肌力和关节活动度的训练,使形神功能及早恢复,防止其慢性化。主要治法有调血补气、攻逐病邪、舒筋活血、除湿化痰。

（3）恢复期:以"缓则治本"为原则。此期康复治疗,应在维持和巩固前期康复疗效的基础上重点进行精细度、速度、耐力、职业教育、社会功能等方面的功能训练。主要治法有健脾化湿、滋补肝肾、舒筋活血。

（4）病后养生：以"调和气血、强筋健骨、培补元气"为主要疗法，目的是防止复发、延年益寿，主要采用饮食养生、气功养生、体疗养生（常用太极拳、八段锦、五禽戏等）。

（二）中医康复学的基本观点

1. 整体观 中医康复学的整体观包括人与自然一体观、人与社会一体观、人的形神一体观3个方面。

（1）人与自然一体观：人生活于自然界中，是自然界的一个组成部分，人与自然息息相通。人的一切都受制于阴阳五行的法则并遵循自然界的运动变化规律。因此，人类应当能动地遵循自然运动规律的法则，避免不利因素，利用其有利因素保持健康，促进疾病康复。所以，因时、因地制宜成为中医康复的重要法则。如"春夏养阳""秋冬养阴"的顺时养生规律，子午流注中按时开穴的针灸康复法，"早温肾阳、晚补脾气"的药物康复法。

（2）人与社会一体观：人与社会是一个统一整体。人生活于社会中，所以复杂的、不断变迁的社会因素，直接或间接地影响人的性格、思想、嗜好和一些疾病的发生及其康复过程。中医康复学的"人与社会一体观"着重强调利用社会的积极因素为康复服务。

（3）形神一体观："形"指形体结构，包括人体所有器官组织；"神"是指机体生命活动和情感意识，是人体精神意识、知觉、运动等一切生命活动的最高主宰。形神观认为，人体是形与神的统一体，神是形的产物，形为神的物质基础；没有形就没有神，没有神的调节，形的内环境就不能协调平衡。中医康复学形神并重，养形治形为先，二者统一。这是因为形体是人体生命存在的基础，有了形体，才有生命，才有神。所以，历代医家都非常重视形体保养和康复。

2. 辨证观 辨，指辨别；证，是机体在疾病发展过程中某一阶段的病理概括；证候，是人体内在变化的外在表现，是疾病过程中具有时相性特征的整体反应状态。辨证是将四诊所收集的资料通过分析与综合，辨清疾病的原因、性质、部位、邪正关系，并概括或判断为某种性质的证的过程。辨证是康复治疗的前提，是决定康复治疗措施的依据。由于康复患者受自然，社会和个人体质等因素的多重影响，所以常反映出多重复杂的综合病理反应状态，这就造成了一病多证、异病同证、同病异证。

二、针灸

针灸是针法和灸法的合称，属于中医外治法。是一种以中医理论为指导，运用针刺和艾灸来防治疾病的一种方法。

（一）针灸的作用

中医学认为，针灸刺激人体的经穴后，能够疏通经络，扶正祛邪，调理脏腑，平衡阴阳；临床及实验研究表明，针灸具有功能调理、免疫调节、镇痛等作用。因此，在骨科创伤及疾病的康复中，针灸具有广泛的应用，如应用针灸的镇痛作用治疗颈肩腰腿痛、网球肘、肌筋膜炎、各种骨关节炎、各种神经痛、急慢性软组织损伤、术后痛、痛风等；还可以用针灸治疗改善包括中枢神经损伤和周围神经损伤后运动功能障碍、肌源性运动功能障碍等。

（二）针灸疗法的种类

1. 针法 包括体针、头针、水针、电针等。其中体针临床应用最广泛，头针是在头部特定的区域运用针刺防治疾病的方法。水针又称穴位注射,将药物注射入穴位内,通过针刺和药物对穴位的双重刺激作用而达到治疗疾病的目的。电针是在针刺产生针感后,连接电针治疗仪,并选择所需波形频率,调节刺激强度使患者出现酸胀、麻、重的感觉,常用于治疗各种痛证和麻痹性疾病、神经功能损伤、瘫痪及软组织损伤等疾病。

2. 灸法　常用的灸法有艾柱灸、艾条灸(图 2-27)和温针灸等。其中艾柱灸是将纯净的艾绒放在平板上,用手指搓成圆锥形状即成为艾柱。艾条灸是取一定的艾绒,并平铺成一定长度和宽度,然后以桑皮纸卷成条状,且内可加入不同的中草药,其具有不同的作用而用于不同疾病的治疗。

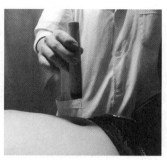

图 2-27　艾条灸

3. 温针灸　是针刺和艾灸结合使用的一种方法,常用于寒证和久病顽疾。

(三)针灸的注意事项

(1)孕妇和妇女经期(除调经外),小儿囟门未闭处,有自发性出血性疾病者和凝血功能障碍者,皮肤有感染、溃疡、瘢痕、开放性损伤或肿瘤的部位不宜针刺。

(2)患者过于饥饿疲劳、精神过度紧张时,不宜立即进行针刺。另外,体弱、气虚血亏者针刺手法不宜过强,并尽可能选择卧位进行。

(3)针刺应避开血管,且针刺头部眼区、颈项部、胸胁部及腰背部时应防止刺伤重要器官。

(4)施灸时,一般以先上后下,灸数先少后多,先小后大的顺序进行;施灸时应避免艾绒脱落烧损皮肤与衣物。

三、拔罐

拔罐疗法,古称角法或吸筒疗法,是一种以杯罐作工具,借热力排去其中的空气产生负压,使其吸附于皮肤,造成瘀血现象的一种治疗方法。

拔罐疗法最早见于晋代的《肘后方》。书中记载的拔罐疗法是以牛角制罐,作外科吸血排脓之用。

(一)操作方法

根据不同的吸附方法可分为以下几种。

1. 闪火法　用镊子夹住酒精棉球点燃后,在罐内闪火一圈,迅速抽出,然后将罐倒扣在应拔的部位上,即可吸住(图 2-28)。

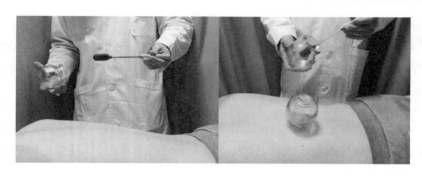

图2-28　闪火法

2.贴棉法　用一小块棉花,略浸酒精,贴在罐的内壁上中段,以火柴点着,即倒扣应拔的部位,就可吸住。

3.投火法　用小纸条蘸油点燃后,投入罐内,不等纸条烧完,迅速将罐倒扣在应拔的部位上。复用于身体侧面。

（二）各种拔罐法的应用

1.留罐　拔罐后留置一定时间,5～10min。

2.闪罐　罐子扣上后,立即起罐,反复吸拔多次,到皮肤潮红为止。本法多用于局部皮肤麻木或功能减退的虚证患者。

3.走罐　走罐又称推罐,须选用大号罐口平滑的玻璃罐,先在罐口涂些润滑油。将罐吸上后,以手握住罐底,慢慢向前推动,可上下或左右来回推移,至皮肤潮红为止。多用于面积较大、肌肉丰厚的部位,如腰背、大腿等部。

4.针罐　针刺得气后,再以针刺处为中心,拔上火罐。

5.刺络拔罐　用三棱针、皮肤针(图2-29)等,先在病变部位浅刺出血,继之以拔火罐,可增强刺络法的效果。本法适用于软组织损伤、扭伤肿胀、神经性皮炎、皮肤瘙痒、胃肠神经症等病的康复。

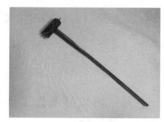

图2-29　皮肤针

（三）注意事项

（1）下列情况下不宜拔罐:高热、抽搐、痉挛,皮肤过敏或溃疡处,肌肉瘦削或骨骼凹凸不平及毛发多的部位。孕妇腰骶部及腹部须慎用。

（2）应用闪火法、贴棉法时,酒精不要太多,以防止酒精从棉球滴下烧伤皮肤;应用投火法时,纸条未燃的一端应向罐口,以免烫伤皮肤。

（3）起罐时手法要轻缓,以一手抵住罐边皮肤,按压一下,使空气漏入,罐即脱开,不可硬拉或旋转。

（4）起罐后,若出现小水疱可不必处理,出现大水疱可涂上75%乙醇溶液或2.5%碘酒消毒后,用针刺破,流出疱内液体,覆盖消毒敷料,防止感染。

(四)适用范围

拔罐疗法多用于风湿痹证,如肩背痛、腰腿痛等;胃肠疾病,如胃痛、腹痛;肺部疾病,如咳嗽、哮喘;皮肤病,如牛皮癣皮肤瘙痒;以及头痛、痛经、月经不调等病的康复。

四、推拿

推拿是以中医学基础理论为指导,利用专门的手法及器械所产生的作用力直接作用于人体体表的特定部位,以达到调节人体生理功能和防病治病的一种疗法。推拿按摩是中医学的重要组成部分,是一种预防、保健、医疗与康复的重要手段,在治疗软组织损伤、神经损伤疾患中发挥着重要的作用。在现代康复医学不断深入人心,康复医学事业迅速发展形势下,作为传统康复手段的推拿应发挥更重要的作用。

(一)推拿的作用

1. 推拿的治疗作用　从中医学角度讲,有疏经通络、行气活血、调整脏腑、扶正祛邪等作用。从现代医学角度讲,有解除肌肉痉挛、分离粘连组织、促进组织修复、改善血液循环、促进炎性介质的消散,并调节消化系统、免疫系统、神经系统等。推拿的手法刺激作用于人体某些部位或经络穴位上,可以调节神经系统功能。如用强烈而快速的推拿手法,可以使神经兴奋性加强,而轻柔缓和的手法,可降低交感神经兴奋性。在穴位上应用强烈刺激手法,也可以加强大脑皮质的抑制过程。

2. 推拿可促进中枢神经的可塑性　过去生物学界和医学界认为中枢神经损伤后必定导致某些功能的永久缺失。"脑损坏后永久性不能恢复"几乎被认为是定论,经过多年的大量实验和研究,"中枢神经可塑性理论"已被绝大多数学者尤其是康复医学界所承认。也是康复医学的重要理论基础。对于中枢神经损伤后导致的运动功能障碍,推拿可以作为功能恢复训练的一种重要方法,促进机体的功能重组,在中枢神经可塑性方面必将发挥重要的作用。推拿按摩通过穴位刺激、肌肉按摩等形式,已在脑卒中、脑外伤等患者的康复中显示其良好的改善运动功能的作用。

(二)推拿作用原理

1. 疏调经络　经气是脏腑生理功能的动力,经气的盛衰直接反映了脏腑功能的强弱,推拿手法作用于体表穴位起到激发和调整经气的作用。现代研究证实,推拿手法调节神经系统的兴奋和抑制,并调整神经的反射作用,进而调整内脏功能。

2. 协调脏腑　中医学认为疾病的发生,是由人体脏腑的阴阳气血,两个对立双方的正常协调关系遭到破坏所致,亦即脏腑功能紊乱所致。推拿是通过手法刺激相应穴位、痛点,并通过经络与脏腑间的联系,对内脏功能进行调节,达到治疗疾病的目的。

3. 活血行气　推拿通过手法的刺激,调节与加强脾胃的功能,引起胃肠运动的增强,促进脾的运化功能,进而增强脾胃的升降,因"脾胃为气血生化之源",所以有利于气血的化生。并且通过手法在体表经穴、部位的直接刺激,使局部毛细血管扩张,血液循环加快,起到活血的目的。

(三)推拿的常用手法及操作要领

1. 推拿的常用手法　操作者用手或肢体其他部分刺激治疗部位和活动患者肢体的规范

化技巧动作。常用的手法有：按压、摆动、摩擦、捏拿、振动和活动关节等。

2. 手法要求　治疗不同的病患要求不同的手法，而且要求做到手法持久、有力、均匀、柔和、渗透。

3. 手法的选择

（1）为促进血液和淋巴循环，促进消肿和创伤修复，应选择用手指或手掌的摩法和揉法，以及手背滚动法、手掌推法等，直到按摩局部皮肤色泽发红，血液循环好转、肿胀消退。

（2）促进组织粘连和挛缩松解可用拔法、拿法、捏法、引伸法等，其手法强度以不引起明显疼痛及组织肿胀反应并渐见松解为宜。

（3）恢复组织解剖结构，改善关节活动度宜选择对关节的摇动、抖动、屈伸和轻巧的引伸手法。

（4）调节神经和内脏功能或减轻损伤部位疼痛，应选用点穴按摩法，手法的强度一般较大，以穴位上有酸胀串麻感为宜。

（四）推拿治疗优点

1. 操作简便　用推拿疗法治疗疾病不受任何医疗设备及时间、地点限制，操作时仅凭医生双手或肢体其他部分，运用不同的手法技巧进行，并且只要按照操作要领去做，通过反复实践，就能够熟练地掌握。如推拿手法中的推法，按经络循行或在某些穴位上进行推拿，可疏通经络，调节脏腑功能。

2. 副作用小　推拿疗法属于中医的外治法，不同于药物治疗，只要手法恰当，操作认真，一般不会出现副作用。从生理和药理上来讲，一般老年人对药物的代谢及排泄功能减弱，对药物的耐受性及敏感性都相应提高，易出现不良反应，而推拿不但没有此反应，而且能使患者得到心理上和生理上的满足。

第三章　上肢创伤快速康复

第一节　肩部骨折与脱位的康复

肩关节是典型的球窝关节,由肱骨头和肩胛骨的关节盂组成,肱骨头大而圆,关节盂浅而小,仅有 1/4~1/3 肱骨头与关节面接触,肩关节囊较松弛,关节腔较大,是人体中活动范围最大和最灵活的关节,因此极易受到外界伤害,导致骨折和脱位。

肩部的骨折和脱位最常见的是锁骨骨折、肩锁关节脱位和肩关节脱位。

一、临床特点

(一)锁骨骨折

锁骨横位于胸部前上方外侧,桥架于肩胛骨与躯干之间,为上肢带与躯干连接的唯一骨性结构。锁骨骨折是临床上常见的骨折之一,其发生率约占全身骨折的 6%,各个年龄段均有发生,以青少年多见。

1.病史　明显的外伤史,常为间接暴力所致,一般为侧方摔倒,肩部着地或向前摔倒以手或肘部着地,暴力沿骨传导造成锁骨骨折。

2.症状　肩部疼痛、锁骨处软组织肿胀、瘀斑,患侧肩部及上肢活动受限,患侧上肢不能上举或后伸。

3.体征　局部隆起或外观畸形,完全骨折者可触及骨折端或骨擦音,反常活动,皮下血肿,局部压痛明显,纵轴叩痛明显。

4.辅助检查　X 线可辅助诊断。

(二)肩锁关节脱位

肩锁关节由锁骨外端与肩峰构成,是上肢运动的支点,在肩胛带功能和肩关节的动力学上占有重要的位置。肩锁关节损伤不少见,患者多为青少年。

1.病史　一般有外伤史,可通过间接暴力和直接暴力致肩锁韧带和喙锁韧带破裂或撕脱。

2.症状　局部疼痛、肿胀,患侧肩部及上肢活动受限,伤肢外展或上举均较困难,前屈和后伸运动也受限。

3.体征　肩锁关节畸形,隆起处压痛明显,用力按压有弹性感觉。

4.辅助检查　X 线可见锁骨外端向上移位。

(三)肩关节脱位

肩关节脱位是全身关节脱位中最多见者,约占全身关节脱位的 50%,与其解剖及生理特点有关。肩关节脱位按脱位后肱骨头的位置一般分为前脱位和后脱位,前脱位是最为常见的肩关节脱位类型,约占肩关节脱位的 95% 以上。肩关节脱位好发青壮年,男性较多。

1.病史　有明显的外伤史,以运动性损伤为主,常因间接暴力所致。

2. 症状　局部疼痛、肿胀，患肩活动受限。

3. 体征　"方肩"畸形，用手触摸肩峰突出，肩峰下有空虚感，常可触及脱位的肱骨头，肩关节主动和被动活动均受限。Dugas 征阳性，直尺试验阳性。

4. 辅助检查　X 线或 CT 帮助明确诊断。

二、康复评定

在康复介入之前，康复治疗中，康复治疗计划完成时，应进行有关的康复功能评定。

（一）关节活动度评定

肩部骨折与脱位会导致肩关节的运动受限和障碍，关节活动度的测量可以了解目前功能障碍的程度，为康复治疗、效果评价提供客观的指标。

一般用量角器进行测量，肩关节活动方向包括屈伸、内收、外展、内外旋。必要时需患侧和健侧对比测量。

（二）肌力评定

常用徒手肌力检查和器械检查。徒手肌力检查按照"徒手肌力检查评定标准"完成相应检查动作，判定肌肉的收缩力量。器械检查借助握力计、捏力计、拉力计等测量记录相应结果。

（三）长度和围度测量

用无弹性的皮尺测量骨折肢体的长短，与健侧结果进行比较。选择两侧肢体相同平面测量两侧肌腹周径的长度，然后进行比较，了解有无肌萎缩或肿胀。

（四）疼痛的评定

一般用视觉模拟评分法（visual analogue scale，VAS）进行评定。

（五）骨折愈合情况

通过骨折局部临床表现结合骨折部位 X 线，CT 及 MRI 等影像学资料，判断骨折对位对线、骨痂形成情况，是否存在延迟愈合、假关节形成、畸形愈合等不良情况；是否存在感染及血管损伤、神经损伤、关节挛缩、骨化性肌炎等并发症。

三、术前康复

（一）健康宣教

医生对患者进行健康教育，使患者充分了解病情，主动参与到康复治疗中，对存在焦虑、抑郁的患者要及时进行心理疏导，改善患者的心理状态、重建信心。

（二）护理指导

护理人员指导患者术后正确的体位摆放、饮食管理、大小便训练、皮肤护理，教给患者及患者家属生活自理技术。

（三）功能训练指导

治疗师可指导患者如何进行肩关节活动度练习、肌力练习（如肱二头肌、肱三头肌、三角肌等长收缩练习），以帮助患者术后尽早开始功能训练。

四、康复治疗

(一)锁骨骨折

1.康复目的　恢复肩关节活动范围,保持肩部周围及肌肉力量,恢复肩关节日常生活工作能力。

2.康复方法

1)功能训练。保守治疗的患者在固定期间以肘、腕、手关节的主动活动为主,肌肉静力性收缩练习,避免固定的肩关节活动。经手术固定的患者,按下面时间段进行相应的功能训练。

(1)术后第1周。肩部固定,保持内收内旋,肘关节维持90°屈曲,主要进行肘、前臂、腕、手关节主动关节活动度的练习,必要时给以助力。

疼痛控制后,肘腕关节开始等长肌力练习,鼓励肘腕开始主动屈伸练习,维持肱二头肌、肱三头肌肌力。

(2)术后第2周。在不引起疼痛的前提下,做肩关节垂臂钟摆练习、肩部外展、旋转的被动运动、三角肌等长运动或助力运动,肘关节静力性抗阻屈伸练习,手指等张握力练习,腕部抗阻力屈伸运动。

(3)术后第3周。肩关节的被动活动度练习和肌力练习,肘部屈伸和前臂内外旋的抗阻练习。

(4)术后4～8周。肩部全方位的主动运动练习,肩部肌肉抗阻练习,增加肌群力量。

(5)术后8周后。逐渐增加训练强度,恢复正常的关节活动范围。可结合关节松动技术,肌肉牵伸技术,肌力训练及物理因子治疗改善关节周围软组织的紧张度,提高治疗效果。

2)物理因子治疗。为改善血液循环、消炎、消肿、减轻疼痛、减少粘连、防止肌肉萎缩及促进骨折愈合,应及时合理采用物理因子治疗。

超短波治疗或低频磁疗可以使成骨细胞再生区代谢过程加强。蜡疗、红外线、短波、湿热敷疗法可以促进血液循环,改善关节活动。低中频电流刺激固定部位两端肌肉可防止肌肉萎缩。音频疗法可减少瘢痕粘连。

(1)超短波:对置法、无热量或微热量,10～15min,每日1次,10次为1个疗程。

(2)超声波:直接接触移动法,中等剂量,15～20min,每日1次,10次为1个疗程。

(3)红外线光疗:垂直照射患部,以有舒适温热感为准,20～30min,每日1次,10次为1个疗程。

3)作业治疗。可通过作业活动训练来改善动作技巧,提高身体素质,恢复日常生活能力及工作能力。通过磨砂板(图3-1)、肩梯(图3-2)、手工艺活动来恢复日常生活能力。

4)中国传统康复治疗。

(1)针灸治疗。针刺可疏通经络,降低炎症反应,促进炎症的吸收。针刺诸穴,可调节机体功能,发挥"肾主骨"的作用,促进骨折愈合。①主穴:选取肩三针(肩髃、肩前、肩贞)、肾俞、后溪、阿是穴等为主,随症加减。②针灸方法:可用针刺法、电针法等,留针20min,每日1次。

(2)推拿手法:早期应避免使用推拿,以防止加重软组织渗出和瘀血。待骨折愈合后可用推、按、揉、摇等手法,加速肩关节和上肢功能恢复。常用摩法、揉法、推法、按法、揉法、摇法等。

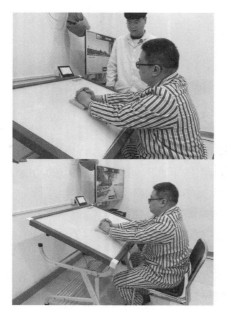

图 3-1　磨砂板

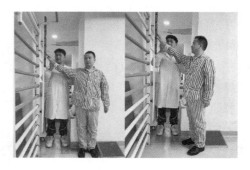

图 3-2　肩梯

（二）肩锁关节脱位

1. 康复目的　促进损伤组织修复,恢复关节活动范围,强化关节周围肌力,增加关节稳定性,避免再次发生脱位。

2. 康复方法

1）功能训练。保守治疗的患者以肘、腕、手关节的主动活动为主,肌肉静力性收缩练习,避免固定的肩锁关节活动。经手术修复的患者,应逐渐进行恢复关节活动度的训练。

（1）术后第 1 周:即可进行前臂和手部的关节活动练习。

（2）术后 2～3 周:上臂活动度练习。注意术后 3 周内禁止做肩关节上举动作。

（3）术后 8～12 周:限制上臂过顶运动。

（4）术后 12 周:允许手臂在腰部高度活动,如写字或使用计算机。

（5）取出内固定后,可以增加活动和力量。

2）其他康复方法:同锁骨骨折康复方法。

（三）肩关节脱位

1. 康复目的　促进组织修复,恢复关节活动范围,增加关节周围肌力,增加关节稳定性,避免再次发生脱位。

2. 康复方法

1）功能训练。肩关节脱位大多可以手法复位外固定治疗,患肩固定在内收内旋位,曲肘 90°位 2～3 周。

（1）伤后 1～3 周。可进行肘腕关节的活动度练习,以及患肢肌肉的等长收缩训练,患肩避免活动。

（2）伤后 4～6 周。解除固定后,从患肩前后小范围摆动过渡到肩关节各方向的主动运动、助力运动和肩带肌的抗重力和抗阻力练习。主动进行肩的前后、内收、外展运动,动作轻柔不要过猛,重点在恢复关节活动度和训练肌力。

可做前后甩手、手拉滑车、手指爬墙、肩梯、肋木的功能练习。同时可借助体操棒、高吊滑轮、墙拉力器等器械增加肩关节的活动度和肩袖肌群肌力。

对活动范围受限的肩关节可用关节松动术,实施关节松动术前可对肩关节及周围组织进行热疗及超声波治疗,能使关节周围组织松弛,促进局部血液循环,防止操作时造成的再损伤。

（3）伤后 6 周后。全面恢复关节活动范围,增加肩关节周围肌肉力量,增加肩关节稳定性和协调性,重返工作岗位。利用木棍或体操棒做上举、外展、前屈、后伸运动。患者可逐渐恢复正常生活,如洗脸,刷牙,梳头等。

2）物理因子治疗。

（1）超短波:对置法、无热量或微热量,10～15min,每日 1 次,10 次为 1 个疗程。

（2）超声波:直接接触移动法,中大剂量,15～20min,每日 1 次,10 次为 1 个疗程。

（3）神经肌肉电刺激疗法:双极片,于三角肌、肱二头肌或冈上肌上,频率 50Hz,以引起肌肉明显收缩为准,10～20min,每日 1 次,10 次为 1 个疗程。

3）作业治疗。同锁骨骨折康复治疗。

4）中国传统康复治疗。

（1）针灸治疗。①主穴:选取阿是穴、肩髎、肩贞、肩前、臂臑、肩髃等穴,随症加减。②针灸方法:可用针刺法、电针法等,留针 20min,每日 1 次。

（2）推拿手法:推拿可促进损伤组织修复,恢复关节活动范围,强化关节周围肌力,增加关节稳定性。常用手法:揉法、摩法、擦法、摇法等。

第二节　肱骨干骨折的康复

肱骨干骨折是指在肱骨外科颈以下 1～2cm 至肱骨髁上 2cm 之间发生的骨折。肱骨干上部较粗,自中下 1/3 以下逐渐变细,至下 1/3 呈扁平状并稍向前倾,故肱骨中段骨折发生率最高,其次为下段,上部最少。

一、临床特点

（一）病史

大多由于直接或间接暴力造成的。

（二）症状

上臂局部疼痛、肿胀、皮肤瘀血瘀斑。

（三）体征

局部压痛、畸形、上肢活动障碍,用手触之有异常活动,检查时发现上臂有假关节活动。

（四）辅助检查

X 线可帮助确诊。肱骨干骨折常合并肱动脉损伤、桡神经损伤,故肱骨干骨折应常规检查有无神经、血管的损伤。

二、康复评定

(一)关节活动度评定

肱骨干骨折后,常造成肩关节和肘关节活动障碍。用量角器测量肩关节前屈、后伸、外展、内收、内外旋活动度,前臂的旋前旋后,肘关节的屈伸活动度。

(二)肌力评定

常用徒手肌力检查法检查三角肌、背阔肌、胸大肌、肱二头肌、肱三头肌等肌肉肌力。

(三)长度和围度测量

用无弹性的皮尺测量骨折肢体的长短,与健侧结果进行比较。选择两侧肢体相同固定点测量两侧肌腹周径的长度,然后进行比较,了解有无肌萎缩或肿胀。

(四)疼痛的评定

一般用视觉模拟评分法(visual analogue scale,VAS)进行评定。

(五)骨折愈合情况

通过骨折局部临床表现结合骨折部位 X 线,CT 及 MRI 等影像学资料,判断骨折对位对线、骨痂形成情况,是否存在延迟愈合、假关节形成、畸形愈合等不良情况;是否存在感染及血管损伤、神经损伤、关节挛缩、骨化性肌炎等并发症。

(六)肌电图检查

若合并神经损伤,还应进行肌电图检查明确神经损伤的部位和程度。

三、术前康复

(一)健康宣教

医生对患者进行健康教育,使患者充分了解病情,主动参与到康复治疗中,对存在焦虑、抑郁的患者要及时进行心理疏导,改善患者的心理状态、重建信心。

(二)护理指导

护理人员指导患者术后正确的体位摆放、饮食管理、大小便训练、皮肤护理,教给患者及患者家属生活自理技术。

(三)功能训练指导

治疗师可指导患者如何进行肩、肘、腕关节活动度练习、肌力练习(如肱二头肌、肱三头肌、三角肌等长收缩练习、腕关节的背伸屈曲练习),以帮助患者术后尽早开始功能训练。

四、康复治疗

(一)康复目的

促进骨折愈合,尽快恢复肩肘关节活动范围,肩肘关节周围肌肉力量,避免产生关节功能障碍而影响日常生活能力。

（二）康复方法

1. 功能训练

（1）术后 1 周。可以开始上肢肌群的等张收缩练习，及肩肘关节的主动运动。但要注意患肢不要负重，如使用夹板或石膏固定的保守治疗患者，不宜进行肩肘关节的主动活动。

（2）术后 2 ~ 3 周。在不引起疼痛的前提下，做斜方肌（站立位，主动耸肩练习）、胸大肌、背阔肌收缩练习（水平扩胸练习）。肩关节钟摆活动，以增加肩关节活动度。增加前臂的内外旋度练习，肘关节主动屈伸练习。注意此期肩肘关节不宜进行肌肉抗阻力量训练。

（3）术后 3 ~ 4 周。继续肩肘关节周围肌力和关节活动度训练。保证此期关节活动度接近正常。同时可以进行前臂旋转功能训练。

（4）术后 4 ~ 6 周。继续上述练习，根据骨折愈合情况增加肱二头肌、肱三头肌等长肌力练习，肘、前臂、腕的抗阻力练习。加强前臂内外旋功能训练。

（5）术后 6 ~ 8 周。肩肘关节全范围活动度和肌力恢复练习。若患者因长期固定、未进行早期康复导致肩肘关节功能障碍，可结合关节松动技术，肌肉牵伸技术，物理因子治疗改善关节周围软组织的紧张度，提高治疗效果。

2. 物理因子治疗

（1）蜡疗：蜡饼置于肩、肘、腕及局部，20 ~ 30min，每日 1 次，10 次为 1 个疗程。

（2）超短波：对置法、无热量或微热量，10 ~ 15min，每日 1 次，10 次为 1 个疗程。

（3）超声波：直接接触移动法，中等剂量，15 ~ 20min，每日 1 次，10 次为 1 个疗程。

（4）红外线光疗：垂直照射患部，以有舒适温热感为准，20 ~ 30min，每日 1 次，10 次为 1 个疗程。

（5）神经肌肉电刺激疗法：20min，每日 1 次，10 次为 1 个疗程。电极置于肩周肌群，防止肌萎缩。

肱骨内有金属内固定物的慎用电疗等物理治疗手段，可选用蜡疗或光疗。在肩、腕关节部位，或经手法复位的部位，可选用超短波、干扰电、超声波、磁疗等方法。合并有桡神经损伤的患者，应重点行神经肌肉电刺激疗法。

3. 中国传统康复治疗

1）针灸治疗。

（1）主穴：选取阿是穴、手五里、臂臑等穴，随症加减。

（2）针灸方法：可用温针灸、电针法等治疗，留针 20min，每日 1 次。

2）推拿手法：常用滚法、揉法、摩法、拿法。

第三节　肘部骨折与脱位的康复

肘关节由肱骨下端和尺骨、桡骨上端构成,是肱尺关节、肱桡关节和桡尺近侧关节共同包裹在一个关节囊内组成的复合关节。肘关节除了屈伸运动,也参与前臂的旋前和旋后运动。

肘部的骨折和脱位中最常见的是肱骨髁上骨折、肘关节脱位。

一、临床特点

(一)肱骨髁上骨折

肱骨髁上骨折是指肱骨内外上髁以上 2~3cm 范围内发生的骨折。肱骨干轴线与肱骨髁部轴线有 30°~50° 的前倾角,而且此处骨质横径增宽,前后径减小,这是容易发生骨折的解剖因素。在肱骨髁上部位的内、前方有肱动脉、正中神经通过;肱骨髁的内侧有尺神经、外侧有桡神经,均可因肱骨髁上骨折侧方移位造成损伤。肱骨髁上骨折根据暴力和移位的方向和分为屈曲型和伸直型,其中以伸直型多见,好发于儿童。

1.病史　多有手着地摔伤史,常为间接暴力所致。

2.症状　肘部疼痛、肿胀、瘀斑,肘部向后突出处于半屈位。

3.体征　局部明显压痛,可触及骨擦音及假关节活动,肘前方可扪及骨折断端,肘后三角关系正常。

4.辅助检查　肘部正、侧位 X 线可帮助明确诊断。

若合并神经损伤,应检查手部感觉和运动功能。肱骨髁上骨折合并桡神经、正中神经损伤较为多见。

(二)肘关节脱位

肘关节由肱骨下端(肱骨小头、滑车)、尺骨鹰嘴半月切迹、桡骨头、关节囊和内外侧副韧带构成。在肩、肘、髋、膝四大关节中脱位概率位于第二位。由于尺骨冠状突较鹰嘴突小,因此对抗尺骨上端向后移位的能力比对抗向前移位的能力差,所以肘关节后脱位较常见。

1.病史　一般有手着地跌倒外伤史。

2.症状　肘部疼痛、肿胀、功能障碍。

3.体征　肘部后凸出现靴状畸形;前臂处于半屈位,并有弹性固定;肘后出现空虚感并扪及凹陷;肘后三角关系改变。

4.辅助检查　肘部正、侧位 X 线可帮助诊断肘关节脱位。

若合并神经损伤,应检查手部感觉和运动功能。肘关节后脱位可合并尺神经损伤。

二、康复评定

(一)关节活动度评定

肱骨髁上骨折和肘关节脱位经复位固定处理后,常引起肩关节和肘关节活动障碍。用量角器测量肩关节前屈、后伸、外展、内收、内外旋活动度,前臂的旋前旋后,肘关节的屈伸活动度。

(二)肌力评定

常用徒手肌力检查法检查三角肌、背阔肌、胸大肌、肱二头肌、肱三头肌等肌肉肌力。

(三)长度和围度测量

用无弹性的皮尺测量骨折肢体的长短,与健侧结果进行比较。选择两侧肢体相同平面测量两侧肌腹周径的长度,然后进行比较,了解有无肌萎缩或肿胀。

(四)疼痛的评定

一般用视觉模拟评分法(visual analogue scale,VAS)进行评定。

(五)骨折愈合情况

通过骨折局部临床表现结合骨折部位 X 线、CT 及 MRI 等影像学资料,判断骨折对位对线、骨痂形成情况,是否存在延迟愈合、假关节形成、畸形愈合等不良情况;是否存在感染及血管损伤、神经损伤、关节挛缩、骨化性肌炎等并发症。

(六)肌电图检查

若合并神经损伤,还应进行肌电图检查明确神经损伤的部位和程度。

三、术前康复

(一)健康宣教

医生对患者进行健康教育,使患者充分了解病情,主动参与到康复治疗中,对存在焦虑、抑郁的患者要及时进行心理疏导,改善患者的心理状态、重建信心。

(二)护理指导

护理人员指导患者术后正确的体位摆放、饮食管理、大小便训练、皮肤护理,教给患者及患者家属生活自理技术。

(三)功能训练指导

治疗师可指导患者如何进行关节活动度练习、肌力练习(如肱二头肌、肱三头肌、旋前圆肌、旋后肌等长收缩练习),以帮助患者术后尽早开始功能训练。

四、康复治疗

(一)肱骨髁上骨折

1.康复目的　促进骨折愈合,恢复肩肘关节活动范围,预防肌肉萎缩和肌力下降。

2.康复方法

1)功能训练。

(1)伤后 2~4 周。肩关节活动度练习(前屈、后伸、外展、内收),以主动为主,辅以部分抗阻训练。肱二头肌、肱三头肌的等长收缩练习。手、腕的伸屈和前臂的旋前、旋后抗阻练习。注意:避免肩关节内外旋转动作,避免肘关节任何被动活动练习,肘关节勿做肌肉力量训练和负重提物。

(2)伤后 4~8 周。继续上述练习,解除外固定后加大肘关节屈伸主动活动幅度,避免任何肘关节扭转动作,促进肘关节的功能恢复。注意:肘关节勿做肌肉力量训练。

（3）伤后 8～12 周。患肢的全方位功能练习,以恢复肩肘关节活动度和关节周围肌肉力量。

2）物理因子治疗。为改善血液循环、消炎、消肿、减轻疼痛、减少粘连、防止肌肉萎缩及促进骨折愈合,应及时合理采用物理因子治疗。局部可行蜡疗,紫外线光疗,未做内固定的可做超短波及超声波治疗。

（1）蜡疗:蜡饼置于肩、肘、腕及局部,20～30min,每日 1 次,10 次为 1 个疗程。

（2）超短波:对置法、无热量或微热量,10～15min,每日 1 次,10 次为 1 个疗程。

（3）超声波:直接接触移动法,中大剂量,15～20min,每日 1 次,10 次为 1 个疗程。

（4）紫外线光疗:垂直照射患部,以有舒适温热感为准,20～30min,每日 1 次,10 次为 1 个疗程。

3）作业治疗。可通过教会患者单手使用技巧或利用辅助用具来完成日常生活活动。如指导患者单手洗漱刷牙等活动,必要时使用自助具完成日常生活活动。

可通过磨砂板、肩梯、手工艺等活动来改善上肢活动的灵活性和协调性,提高日常生活能力。

4）中国传统康复治疗。

（1）针灸治疗。①主穴:选取曲泽、曲池、少海、手三里、合谷等穴,随症加减。②针灸方法:可用温针灸、电针法,留针 20min,每日 1 次。

（2）推拿手法:常用点按法、拿揉法、牵伸法等松解肌肉粘连改善关节活动度。取穴与部位:少海、尺泽、天井、曲池、手三里、曲泽等穴及肘关节周围和肱二头肌、肱三头肌腱起止处。

（二）肘关节脱位

1.康复目的　促进损伤软组织修复,避免关节功能障碍,强化关节周围肌力,增加关节稳定性,避免再次发生脱位。

2.康复方法

1）功能训练。

（1）复位后 1～2d。以肩、腕手部功能主动运动为主。逐步增加肩、指的抗阻肌力练习。肘部疼痛减轻时,立即开始肱二头肌和肱三头肌的静力性收缩练习。

（2）复位后 1 周。继续上述练习,同时增加肩、指的抗阻肌力练习训练量,开始腕屈伸的静力性收缩练习。

（3）复位后 2～3 周。肩、腕、手的抗阻肌力练习,肱二头肌、肱三头肌的等长收缩练习。

（4）复位后 3～6 周。继续上述练习,去除外固定后,加入肘关节主动屈伸练习（肘关节后脱位先练习屈肘活动）,前臂的旋转练习。必要时可结合关节松动技术和肌肉牵伸技术恢复关节活动范围,防止肌肉萎缩。

2）物理因子治疗。去除外固定后,可选用电疗（如超短波,微热至温热量）改善局部血液循环,消炎止痛,缓解肌肉痉挛。也可选用蜡疗、中药熏蒸疗法改善血液循环,消炎止痛。合并有神经损伤的要做神经肌肉电刺激及神经营养药物治疗。

3）作业治疗。同肱骨髁上骨折作业治疗。

4）中国传统康复治疗。

（1）针灸。①主穴:选取阿是穴、曲池、尺泽、曲泽、少海、小海、阳陵泉等穴,随症加减。②针灸方法:可用温针灸、电针法等,留针 20min,每日 1 次。

（2）推拿手法：常用手点按法、拿揉法、拨法等。取穴与部位：少海、尺泽、天井、曲池、手三里、曲泽等穴及肘关节周围和肱二头肌、肱三头肌腱起止处。

第四节　尺桡骨骨折的康复

前臂骨由尺骨和桡骨组成，连接肱骨与腕骨。前臂由桡骨、尺骨、桡尺近侧关节、桡尺远侧关节和前臂骨间膜组成。前臂骨折中最常见的是尺桡骨骨折，且多为青少年。

一、临床特点

（一）病史

大多有外伤史，由于直接暴力、传导暴力或扭转暴力造成。

（二）症状

前臂局部疼痛、肿胀、功能障碍。

（三）体征

局部压痛、畸形，可触及骨擦感，查体可见前臂有假关节活动。

（四）辅助检查

X线应包括肘关节和腕关节，可确诊骨折的部位、类型及严重程度。

二、康复评定

（一）关节活动度评定

用量角器测量肩关节前屈、后伸、外展、内收、内外旋活动度，前臂的旋前旋后活动度，肘关节的屈伸活动度，手的屈伸、桡尺偏活动度。

（二）肌力评定

常用徒手肌力检查法检查上肢肌肉肌力。

（三）长度和围度测量

用无弹性的皮尺测量骨折肢体的长短，与健侧结果进行比较。选择两侧肢体相同平面测量两侧肌腹周径的长度，然后进行比较，了解有无肌萎缩或肿胀。

（四）疼痛的评定

一般用视觉模拟评分法（visual analogue scale，VAS）进行评定。

（五）骨折愈合情况

通过骨折局部临床表现结合骨折部X线、CT及MRI等影像学资料，判断骨折对位对线、骨痂形成情况；是否存在延迟愈合、假关节形成、畸形愈合等不良情况；是否存在感染及血管损伤、神经损伤、关节挛缩、骨化性肌炎等并发症。

（六）肌电图检查

若合并神经损伤,还应进行肌电图检查明确神经损伤的部位和程度。

三、术前康复

（一）健康宣教

医生对患者进行健康教育,使患者充分了解病情,主动参与到康复治疗中,对存在焦虑、抑郁的患者要及时进行心理疏导,改善患者的心理状态、重建信心。

（二）护理指导

护理人员指导患者术后正确的体位摆放、饮食管理、大小便训练、皮肤护理,教给患者及患者家属生活自理技术。

（三）功能训练指导

治疗师可指导患者如何进行肩、肘、腕、手关节活动度练习、肌力练习(如肱二头肌、肱三头肌、三角肌等长收缩练习、腕关节的背伸屈曲练习、手的握拳练习等),以帮助患者术后尽早开始功能训练。

四、康复治疗

（一）康复目的

促进骨折愈合,尽快恢复前臂旋前旋后功能,预防肌肉萎缩和肌力下降,促进上肢功能恢复。

（二）康复方法

尺桡骨骨折手法复位外固定者在固定期间可行肩、腕关节活动,避免关节粘连,待固定解除后再进行其他康复训练;手术患者在术后按下列方法进行康复。

1. 功能训练

（1）术后 1 周。术后第一天练习患肢肌肉的等长收缩(包括肱二头肌、肱三头肌),肩、手的主动运动(包括屈、伸、内收、外展,主动内外旋,手的握拳、对指训练)。注意活动时要避免引起前臂的旋转。

内固定术后拔出引流管后,在不引起疼痛的前提下可以进行肘关节的持续被动运动(continuous passive motion,CPM)治疗仪治疗。

（2）术后 2~3 周。继续上述练习,同时增加前臂的旋内、旋外练习,注意要动作轻柔。

（3）术后 4~6 周。逐渐增大肘、腕关节活动幅度,增加肩关节和腕、手关节的抗阻力练习,主动前臂内外旋练习。注意避免前臂的被动活动。

（4）术后 7~9 周。去除外固定后进行上肢全方位的功能练习,着重训练前臂的内外旋功能,可借助器械进行抗阻力训练。

2. 物理因子治疗

（1）蜡疗:蜡饼置于肩、肘、腕及局部,20~30min,每日 1 次,10 次为 1 个疗程。

（2）超短波:对置法、无热量,8~10min,每日 1 次,10 次为 1 个疗程。

（3）超声波:直接接触移动法,中等剂量,5~15min,每日 1 次,10 次为 1 个疗程。

（4）音频治疗：对置法，耐受量，20~30min，每日1次，10次为1个疗程。

（5）中药熏蒸治疗：活血化瘀药物，温热量，20~30min，每日1次，10次为1个疗程。

3. 作业治疗　通过练习吃饭、梳头、系纽扣等活动提高上肢的日常生活能力。

4. 中国传统康复治疗

1）针灸治疗。

（1）主穴：选取阿是穴、太渊、大陵、神门、列缺、阳溪等穴，随症加减。

（2）针灸方法：可用针刺法、电针法、拔罐等，留针20min，每日1次。

2）推拿手法：常用拨法、揉法、一指禅推法、按法等。

第五节　桡骨远端骨折的康复

桡骨远端骨折是指桡骨距桡骨远端关节面2~3cm以内的骨折。这个部位是松质骨与密质骨的交界处，为解剖薄弱处，一旦遭受外力，容易发生骨折。多为间接暴力引起，跌倒时手部着地，暴力向上传导导致桡骨远端骨折。根据受伤的机制不同，可分为伸直型骨折（Colles骨折）、屈曲型骨折（Smith骨折）、关节面骨折伴腕关节脱位（Barton骨折）和粉碎性骨折。

一、临床特点

（一）病史

大多有外伤史，间接暴力造成。

（二）症状

伤后局部疼痛、肿胀，腕关节活动受限。

（三）体征

局部压痛，可触及骨擦音，典型畸形表现，即从侧面看是"餐叉样"畸形，正面看是"枪刺"样畸形。

（四）辅助检查

腕部正侧位X线可明确骨折的部位、类型及严重程度。

二、康复评定

（一）关节活动度评定

重点对腕关节的主动屈曲、背伸、尺偏、桡偏及前臂旋前、旋后的关节活动度评定。恢复期患者还要进行肩关节、肘关节活动度度评定。

（二）肌力评定

常用徒手肌力检查法检查手腕部肌肉肌力。

（三）长度和围度测量

用无弹性的皮尺测量骨折肢体的长短，与健侧结果进行比较。选择两侧肢体相同固定点测量两侧肌腹周径的长度，然后进行比较，了解有无肌萎缩或肿胀。

（四）疼痛的评定

一般用视觉模拟评分法（visual analogue scale，VAS）进行评定。

（五）手功能评定

常用评定有 Jebsens 手功能测试和测定手指协调的九孔插板试验。

（六）骨折愈合情况

通过骨折局部临床表现结合骨折部位 X 线，CT 及 MRI 等影像学资料，判断骨折对位对线、骨痂形成情况；是否存在延迟愈合、假关节形成、畸形愈合等不良情况；是否存在感染及血管损伤、神经损伤、关节挛缩、骨化性肌炎等并发症。

三、术前康复

（一）健康宣教

医生对患者进行健康教育，使患者充分了解病情，主动参与到康复治疗中，对存在焦虑、抑郁的患者要及时进行心理疏导，改善患者的心理状态、重建信心。

（二）护理指导

护理人员指导患者术后正确的体位摆放、饮食管理、大小便训练、皮肤护理，教给患者及患者家属生活自理技术。

（三）功能训练指导

治疗师可指导患者如何进行腕、手关节活动度练习、肌力练习，以帮助患者术后尽早开始功能训练。

四、康复治疗

（一）康复目的

促进骨折愈合，尽快恢复手及上肢的运动功能。

（二）康复方法

1. 功能训练

（1）伤后 1~4 周。腕关节行夹板或石膏外固定，为避免整个上肢的功能下降以及其他并发症的发生，应尽早活动肘关节和肩关节。无论手法复位还是切开复位，均应早期进行手指屈伸活动。

（2）伤后 4~8 周。待骨折愈合后，取下夹板或石膏，进行无痛范围内的腕关节活动度练习。可以做腕关节主动活动练习（腕掌屈、腕背伸、腕尺侧屈、腕桡侧屈），开始轻柔的"张手握拳"练习，可做轻微的抓握练习及手指活动度练习。注意：功能训练不得引起明显疼痛，训练完后即刻冰敷。

（3）伤后 8~12 周。继续上述练习，并强化腕关节活动度练习。强化腕关节肌力练习，可进行抗阻训练。可进行加强腕关节旋转、提高腕关节灵活性的练习,如拧螺丝、拾豆子、翻书等。

（4）伤后12周。根据恢复情况,逐渐恢复正常活动。

2. 物理因子治疗

可用超短波、微波治疗达到消肿止痛的目的,蜡疗、超声波、音频疗法松解粘连、软化瘢痕。

（1）超短波:对置法、无热量或微热量,10～15min,每日1次,10次为1个疗程。

（2）蜡疗:蜡饼置于腕部,20～30min,每日1次,15次为1个疗程。

（3）超声波:直接接触移动法,小剂量,5～15min,每日1次,15次为1个疗程。

（4）音频疗法:条状电极,并置,20～30min,每日1次,15次为1个疗程。

3. 作业治疗

通过练习吃饭、梳头、系纽扣等活动提高上肢的日常生活能力。

4. 中国传统康复治疗

1）针灸治疗。

（1）主穴:选取阿是穴、合谷、阳池、鱼际、劳宫等穴,随症加减。

（2）针灸方法:可用针刺法、电针法、温和灸等,留针20min,每日1次。

2）推拿手法:常用按揉法、拿法、擦法、摩法等。

第四章 下肢创伤快速康复

第一节 髋部骨折与脱位的康复

髋关节是典型的杵臼关节,由股骨头、股骨颈和髋臼组成,是躯干和下肢的重要连接结构和承重装置。髋关节关节囊前面止于转子间线,后面止于股骨颈中下 1/3 处,股骨颈只有后下 1/3 在关节囊外。髋关节前方有髂股韧带,下方有耻股韧带,后方有坐股韧带,其中髂股韧带最为坚强。

髋部的骨折和脱位最常见的是股骨颈骨折、股骨转子间骨折和髋关节脱位。

一、临床特点

(一)股骨颈骨折

股骨颈骨折好发于中、老年人,股骨颈处于密质骨和松质骨交界处,又因老年人骨质疏松,当遭受外力伤害时容易发生骨折。患者多数是在走路时滑倒,髋部内收旋转,臀部着地导致股骨颈骨折。青少年较少发生股骨颈骨折,常需较大暴力才引起骨折。股骨头、股骨颈部血运较差,骨折后容易出现骨折不愈合和股骨头缺血性坏死。

1. 病史　中老年人摔倒外伤史。

2. 症状　髋部疼痛、活动受限,不能站立或行走。

3. 体征　局部压痛点在腹股沟韧带中点稍下方(为股骨颈体表投影),纵轴叩击痛,伤后肿胀和瘀斑大多不明显,患肢缩短,外旋畸形一般在 45°~60°之间。

4. 辅助检查　髋关节正侧位 X 线检查可明确骨折移位的类型、部位、严重程度。

(二)股骨转子间骨折

股骨上段上外侧凸起为大转子,内侧偏下的凸起为小转子。在大转子、小转子、转子间均为松质骨。转子间属于股骨干与股骨颈交界处,是承受剪切应力最大的部分。

股骨转子间骨折的发病机理与股骨颈骨折相似,多为间接暴力引起。在跌倒时,身体发生旋转,在过度内收或外展位着地发生骨折。也可由直接暴力引起,跌倒时,侧方着地,大转子受到直接暴力发生转子间骨折。好发于中老年骨质疏松者,临床易出现髋内翻畸形和患者长期卧床带来的并发症。

1. 病史　中老年人摔倒外伤史。

2. 症状　转子区出现疼痛、肿胀、瘀斑,患者不能站立、负重行走。

3. 体征　大转子处压痛,纵轴叩击痛,患侧下肢短缩内收畸形,外旋畸形可达 90°。

4. 辅助检查　髋关节正侧位 X 线检查可明确骨折移位的类型、部位、严重程度。

(三)髋关节脱位

髋关节周围肌群丰厚,解剖结构十分稳固,一般外力不易导致脱位。一旦发生脱位,说明外力相当强大。髋关节脱位一般分为三种类型:后脱位、前脱位及中心脱位,其中后脱位最为常见。

1．病史　有明显的外伤史,通常暴力很大,如车祸或高处坠落。

2．症状　明显的疼痛,髋关节不能主动活动。

3．体征　①后脱位:患肢短缩,呈屈曲、内收、内旋畸形,"粘膝征"阳性,可以在臀部摸到脱位的股骨头,大转子上移明显。若合并坐骨神经损伤,可出现足下垂,足趾背伸无力,踝关节背外侧感觉障碍。②前脱位:患肢呈屈曲、外展、外旋畸形,"粘膝征"阴性,在髋前可摸到脱位的股骨头。③中心性脱位:严重脱位时患肢短缩,大转子内移不易扪及。

4．辅助检查　髋关节正侧位 X 线检查能了解脱位情况及有无骨折,必要时可行 CT 检查了解骨折移位情况。

二、康复评定

(一)关节活动度评定

一般用量角器测量髋、膝、踝关节各方向的主动、被动活动度。髋关节活动方向包括屈、伸、内收、外展、内外旋。膝关节活动方向包括屈、伸,踝关节活动方向包括跖屈、背伸。

(二)肌力评定

常用徒手肌力检查髋周肌群、股四头肌、腘绳肌、胫前肌、小腿三头肌肌力。

(三)长度和围度测量

用无弹性的皮尺测量骨折肢体的长短,与健侧结果进行比较。选择两侧肢体相同平面测量两侧肌腹周径的长度,然后进行比较,了解有无肌萎缩或肿胀。

临床上常用的测量下肢的方法有两种:一是测量髂前上棘至内踝(最高点)的最短距离,二是测量股骨大转子至外踝的距离。测量时可以测量整个下肢长度,也可以分段测量大腿长度和小腿长度。

测量大腿周径时取髌骨上方10cm处,也可以从髌骨上缘向大腿中段方向每隔5cm测量一次并记录测量部位,测量小腿周径时,取髌骨下方10cm或小腿最粗处测量。

(四)疼痛的评定

一般用视觉模拟评分法(visual analogue scale,VAS)进行评定。

(五)步态分析

髋部骨折后,极易影响下肢步行功能,应对患者行步态分析。步态分析有临床分析和实验室分析。临床分析多用观察法、测量法,实验室分析包括运动学分析和动力学分析。

(六)下肢功能评定

重点是评估步行、负重等功能。可用 Hoffer 步行能力分级、Holden 步行能力分级。

(七)平衡功能评定

常用的量表有 Berg 平衡量表、Tinnetti 量表,及"站起走"计时测试。

(八)髋关节功能评定

常用 Harris 髋关节等级评分系统进行评定。

（九）膝关节功能评定

常用膝关节 Lysholm 评分。

（十）神经功能评定

若合并神经损伤,还需进行感觉功能检查、反射检查、肌张力评定。

（十一）日常生活能力评定

常用改良 Barthel 指数进行评定。

（十二）骨折愈合情况

通过骨折局部临床表现结合骨折部位 X 线、CT 及 MRI 等影像学资料,判断骨折对位对线、骨痂形成情况;是否存在延迟愈合、假关节形成、畸形愈合等不良情况;是否存在感染及血管损伤、神经损伤、关节挛缩、骨化性肌炎等并发症。

三、术前康复

（一）健康宣教

医生对患者进行健康教育,使患者充分了解病情,主动参与到康复治疗中,对存在焦虑、抑郁的患者要及时进行心理疏导,改善患者的心理状态、重建信心。

告知患者术后不要侧卧、不要盘腿、不要负重、不要过度屈髋等。

（二）护理指导

护理人员指导患者术后正确的体位摆放、饮食管理、大小便训练、皮肤护理,教给患者及患者家属生活自理技术。

患者患肢要处于外展 10°～15°中立位,使踝关节保持在 90°背伸位。

（三）功能训练指导

治疗师可指导患者如何进行髋关节活动度练习、肌力练习(如股四头肌、腘绳肌的等长收缩练习,踝泵运动等),以帮助患者术后尽早开始功能训练。同时指导患者如何使用拐杖或助行器进行不负重触地式步行,为术后持拐步行作准备。

四、康复治疗

（一）康复目的

促进骨折愈合,恢复髋关节活动范围,保持髋部周围肌肉力量,恢复髋关节功能,预防并发症。

（二）康复方法

1. 功能训练

(1)术后第 1 天。内固定术后患者保持伸直中立位,穿丁字鞋使踝关节保持中立位 0°,用外展夹板或枕头放在两腿之间,防止患肢内收。

进行深呼吸和咳嗽练习,以增加肺活量,减少呼吸道感染的发生。

患肢股四头肌和臀大肌等长收缩练习,足趾屈、伸及踝泵运动,预防下肢静脉血栓形成。健侧下肢和双上肢各关节的主动运动及抗阻运动。

（2）术后第 2 天。继续上述练习。鼓励患者主动活动足、踝、膝关节，同时可以行髋、膝关节的 CPM 治疗仪被动运动，行臀大肌、腘绳肌等长收缩练习。

（3）术后 3 ~ 7d。继续上述练习。仰卧位主动屈、伸髋膝关节（0° ~ 30°膝关节屈伸练习，屈髋不超过 90°）。在髋外展位行髋内收肌群及外展肌群的等长收缩训练。

可以进行坐位水平移动训练，向患侧移动时先外展患肢，再用双手及健足支撑向患侧移动臀部，向健侧移动时相反。

（4）术后 2 ~ 4 周。术后 2 周改为主动运动为主，活动范围逐渐增大，术后 4 周时接近正常活动范围。可做髋外展训练，屈髋、屈膝训练，髋后伸训练，形式为被动－助力－完全主动的渐进训练，注意髋关节不可内旋，屈髋小于 90°。

（5）术后 5 周 ~ 3 个月。根据骨折愈合情况，逐渐增加训练强度。继续增加髋膝的主动屈伸运动，进行髋关节周围肌力锻炼，关节活动范围训练及日常生活能力训练。在训练过程中要避免引起明显疼痛。

可以进行负重及平衡功能训练，负重从 1/4 体重开始，逐渐过渡到全体重，鼓励患者使用助行器行走。使用自助具，如穿袜器及拾物器的训练。

（6）术后 4 ~ 6 个月。逐渐增加下肢内收、外展的主动运动，恢复膝关节屈伸活动的练习，股四头肌抗阻训练。增加静蹲练习，既可促进髋部及下肢肌群肌力恢复，同时可增加髋、膝关节的活动度。进行本体感觉和功率自行车的训练，以恢复下肢的运动功能。

视骨折愈合情况，逐渐恢复负重功能，进行步行训练。

2. 物理因子治疗

超短波治疗或低频磁疗可以使成骨细胞再生区代谢过程加强。蜡疗、红外线、短波、湿热敷疗法可以促进血液循环，改善关节活动。超声波、音频电疗等可软化瘢痕、松解粘连。低中频电流刺激固定部位两端肌肉可防止肌肉萎缩。

（1）超短波：对置法、无热量或微热量，10 ~ 15min，每日 1 次，10 次为 1 个疗程。

（2）超声波：直接接触移动法，中等剂量，5 ~ 10min，每日 1 次，10 次为 1 个疗程。

（3）红外光疗：垂直照射患部，以有舒适温热感为准，20 ~ 30min，每日 1 次，10 次为 1 个疗程。

3. 中国传统康复治疗

1）针灸治疗：针刺可有效改善髋关节周围局部肌肉痉挛，恢复血液供应，加强深层组织的血液循环。

（1）主穴：选取阿是穴、环跳、阳陵泉、承扶、殷门、髀关等穴。

（2）配穴：辨证取穴加减。阳气不足型可配伍悬钟、关元、冲门、肾俞、肝俞、梁丘、承扶；气滞血瘀型可配伍足三里、三阴交、血海、太冲、太溪。

（3）针灸方法：可用针刺法、电针法、温和灸等，留针 20min，每日 1 次。

2）推拿手法：常用㨰法、按揉法、摇法、按压法、运动关节法等。

第二节　股骨干骨折的康复

股骨干骨折是股骨小转子下到股骨髁上这一部分骨干的骨折。股骨干是人体最粗、最长、承受应力最大的管状骨,对负重、行走、跑跳等下肢活动起重要的传导和支撑作用。

重物打击、车轮碾轧、火器伤害等直接暴力作用于股骨,容易引起股骨干的横形或粉碎性骨折。高处坠落伤、机器扭转伤等间接暴力容易引成股骨干斜形或螺旋形骨折。成年人股骨干骨折出血较多,甚至出现休克;挤压伤所致骨折者,还易出现挤压综合征。股骨干骨折多见于儿童及青壮年。

一、临床特点

(一)病史

明显外伤史。

(二)症状

患肢剧烈疼痛、活动困难,局部肿胀明显。

(三)体征

局部出现旋转或成角畸形、异常活动、纵轴叩击痛或骨擦音。如合并有血管损伤,可出现足背动脉无搏动或搏动轻微,伤肢循环异常表现;合并神经损伤可出现浅感觉异常或远端被支配肌肉肌力异常。

(四)辅助检查

大腿正侧位 X 线检查可明确骨折移位的类型、部位、严重程度。

二、康复评定

(1)关节活动度评定。一般用量角器测量髋、膝、踝关节各方向的主动、被动活动度。

(2)肌力评定。常用徒手肌力检查法检查关节主要动作肌肌力。

(3)长度和围度测量。用无弹性的皮尺测量骨折肢体的长短,与健侧结果进行比较。选择两侧肢体相同固定点测量两侧肌腹周径的长度,然后进行比较,了解有无肌萎缩或肿胀。

(4)疼痛的评定。一般用视觉模拟评分法(visual analogue scale,VAS)进行评定。

(5)步态分析。步态分析有临床分析和实验室分析。临床分析多用观察法、测量法,实验室分析包括运动学分析和动力学分析。

(6)下肢功能评定。重点是评估步行、负重等功能。可用 Hoffer 步行能力分级、Holden 步行能力分级。

(7)平衡功能评定。常用的量表有 Berg 平衡量表、Tinnetti 量表,及"站起走"计时测试。

(8)髋关节功能评定。常用 Harris 髋关节等级评分系统进行评定。

(9)膝关节功能评定。常用膝关节 Lysholm 评分。

(10)神经功能评定。若合并神经损伤,还需进行感觉功能检查、反射检查、肌张力评定。

(11)日常生活能力评定。常用改良 Barthel 指数进行评定。

(12)骨折愈合情况。通过骨折局部临床表现结合骨折部位 X 线,CT 及 MRI 等影像学资料,判断骨折对位对线、骨痂形成情况;是否存在延迟愈合、假关节形成、畸形愈合等不良情况;是否存在感染及血管损伤、神经损伤、关节挛缩、骨化性肌炎等并发症。

三、术前康复

(一)健康宣教

医生对患者进行健康教育,使患者充分了解病情,主动参与到康复治疗中,对存在焦虑、抑郁的患者要及时进行心理疏导,改善患者的心理状态、重建信心。

告知患者术后不要侧卧、不要盘腿坐、不要下蹲、不要弯腰,避免患肢内收、外旋动作。

(二)护理指导

护理人员指导患者术后正确的体位摆放、饮食管理、大小便训练、皮肤护理,教给患者及患者家属生活自理技术。

(三)功能训练指导

治疗师可指导患者如何进行股四头肌、腘绳肌的等长收缩练习,踝泵运动等,以帮助患者术后尽早开始功能训练。同时指导患者如何使用自助具和助行器。

四、康复治疗

(一)康复目的

促进骨折愈合,防治并发症,恢复关节活动范围及肌肉力量,提高患者日常生活能力和工作能力。

(二)康复方法

1. 功能训练

1)术后1~2周。

(1)术后当天患者可进行足趾及踝关节的主动屈伸活动,髌骨的被动活动,以促进肢体的肿胀消退、预防关节挛缩畸形。

(2)术后第1天开始进行患肢肌肉的等长收缩练习,主要是股四头肌和腘绳肌的等长收缩练习。每次训练以不引起肌肉明显疼痛为宜。

(3)术后第2天即可进行膝关节CPM训练,膝关节活动在患者无痛或微痛的范围内进行,训练结束后立即进行冰敷。

(4)术后3~5d后可逐渐进行小范围的膝关节主动屈伸练习,术后早期使膝关节活动范围超过90°或屈伸接近正常。

(5)健肢和躯干应该尽可能维持正常活动。在患肢的炎症水肿基本消除后,若无其他限制情况,患者可扶双拐下地,进行患肢不负重行走练习。

2)术后3~4周。

(1)进行主动肌力训练:直腿抬高练习训练屈髋肌群肌力,俯卧位向后抬腿练习训练伸髋肌群肌力,俯卧位向后勾腿练习训练腘绳肌肌力。

(2)进行主动关节屈伸训练:如骨折愈合良好,可行髋、膝关节主动屈伸练习。

3)术后5~12周。继续上述练习,可增大肌力训练、关节活动度训练强度。可进行功率自行车训练和抗阻伸膝训练。注意:肌力训练时不可在股骨远端施加压力,以免骨折处应力过高,再次发生骨折。

此期可以进行适当的负重和步行训练,以训练站立和肢体负重为主。开始进行患肢不着地的双拐单足站立和平行杠中健肢站立练习,X 线片显示有明显骨痂形成时可扶双拐下地行走,患肢从负重 1/4 体重开始,逐渐过渡到 1/2 体重、3/4 体重、全体重。

4)术后 3~6 月。

(1)恢复全范围的关节活动度训练:患侧的髋、膝、踝关节进行各方向的全范围主动活动,尽量牵伸挛缩、粘连的软组织、增加关节活动度。可结合关节松动技术和牵伸技术改善僵硬关节活动度。

(2)恢复肌肉力量训练:加大肌力训练强度,逐步增强肌肉的负荷量,引起肌肉的适度疲劳,以促进肌力最大限度地恢复。

2. 物理因子治疗

可选用红外线、超短波、湿热敷等疗法改善血液循环,促进血肿和炎性渗出物的吸收,超声波治疗消肿作用明显,并可促进骨痂生成。若合并周围神经损伤,可选用低中频电疗法。

3. 中国传统康复治疗

1)针灸治疗。

(1)主穴:选取阿是穴、风市、秩边、环跳等穴,随症加减。

(2)针灸方法:可用针刺法、电针法、温针灸等,留针 20min,每日 1 次。

2)推拿手法:常用摩法、揉法、推法、摇法、运动关节法等。

第三节　膝部骨折的康复

膝关节由股骨下段和胫骨上端构成的胫股关节,及由髌骨和股骨滑车构成的髌股关节组成。膝关节是身体中结构最复杂、最大、受杠杆作用力最强的一个关节,起着承重、传递负荷的作用。

膝部的骨折和脱位最常见的是股骨远端骨折、髌骨骨折和胫骨平台骨折。

一、临床特点

(一)股骨远端骨折

股骨远端包括股骨髁、股骨髁上、股骨内外髁构成的远端关节面。股骨远端骨折包括股骨髁上骨折,股骨髁间骨折和股骨远端关节面的股骨髁骨折。

1. 病史　明显的外伤史,高速损伤或高处坠落伤。

2. 症状　膝部明显肿胀,股骨髁部增宽、可见畸形。

3. 体征　局部隆起或外观畸形,压痛,膝关节主动或被动活动时经常可感到骨擦音。

4. 辅助检查　膝部正侧位 X 线可辅助诊断。当小腿血运差,足背动脉搏动弱时,要注意检查是否有腘动脉损伤。同时注意足趾的活动和感觉,以确定腘神经有无损伤。

（二）髌骨骨折

髌骨是人体中最大的籽骨,是膝关节的重要组成部分,它能起到保护膝关节、增加股四头肌力矩、膝关节伸直最后 10°～15°的滑车作用。

1. 病史 明确直接或间接暴力外伤史。

2. 症状 膝部疼痛、肿胀,不能主动伸膝。

3. 体征 髌骨骨折为关节内骨折,骨折后关节内可出现大量积血,可见浮髌试验阳性,有移位的骨折可触及髌骨断端或骨折裂隙。

4. 辅助检查 膝关节的正、侧位 X 线片可明确髌骨骨折的部位、类型及严重程度,对正侧位 X 线未见明显骨折但有骨折临床表现者,可拍摄轴位 X 线片,以免漏诊髌骨纵行骨折。

（三）胫骨平台骨折

胫骨上端与股骨下端形成膝关节,与股骨下端接触的面为胫骨平台,有两个微凹的凹面,有外侧和内侧半月板增强凹面,与股骨髁的相对面吻合,增加膝关节的稳定性。

1. 病史 有明显的外伤史,多为高处坠落间接暴力作用于膝部。

2. 症状 膝部疼痛、肿胀,下肢不能负重。

3. 体征 膝关节积血,可出现膝关节内、外翻畸形,可触及骨擦音。

4. 辅助检查 膝关节正侧位 X 片及 CT 检查能明确诊断骨折的类型及严重程度。

二、康复评定

评定的内容包括关节活动度评定、肌力评定、肢体长度和围度评定、疼痛评定、下肢功能评定、步态评定、平衡能力评定、日常生活活动能力评定等。

具体可参考髋部骨折和脱位评定。

三、术前康复

（一）健康宣教

医生对患者进行健康教育,使患者充分了解病情,主动参与到康复治疗中,对存在焦虑、抑郁的患者要及时进行心理疏导,改善患者的心理状态、重建信心。

告知术后的注意事项,如不要过度负重,不要下蹲,不要坐矮凳,不要盘腿坐等,避免患肢内收、内旋活动。

（二）护理指导

护理人员指导患者术后正确的体位摆放、饮食管理、大小便训练、皮肤护理,教给患者及患者家属生活自理技术。

（三）功能训练指导

治疗师可指导患者如何进行肌肉等长收缩练习,以帮助患者术后尽早开始功能训练。

四、康复治疗

（一）股骨远端骨折

1. 康复目的 促进骨折愈合,提高膝关节活动功能,促进恢复。

2. 康复方法

1）功能训练。

（1）术后第 1 天。抬高患肢，以利于肢体肿胀消退；足趾的主动运动，踝泵运动；患肢股四头肌和臀大肌等长收缩练习。

（2）术后 2d～1 周。在无痛或微痛的范围内，开始在 CPM 治疗仪上进行膝关节屈曲练习，初次训练膝关节屈曲角度 0°～30°，以后每次增加 5°～10°，保证术后 1 周达 90°。

（3）术后 2～4 周。继续进行足背伸、跖屈活动及踝关节的全范围活动；可以进行直腿抬高训练，从被动到主动，逐渐将腿抬高至最高点；可以开始辅助膝关节主动屈曲活动度训练；此期可以行髌骨松动，维持髌骨活动度，防止伸膝装置挛缩、粘连。

（4）术后 5 周～3 个月。下肢肌力训练，可以行抗阻伸膝和屈膝训练。

视骨折愈合情况，术后 4～6 周开始扶拐部分负重行走，一般术后 3 个月可达到完全负重。达到完全负重后可进行平衡功能训练。

2）物理因子治疗。为改善血液循环、消炎、消肿、减轻疼痛、减少粘连、防止肌肉萎缩及促进骨折愈合，应及时合理采用物理因子治疗。可选用超短波、外红线、超声波、低中频电疗等。

3）中国传统康复治疗。

（1）针灸治疗。①主穴：选取风市、委阳、梁丘、委中、阴陵泉、阳陵泉、阿是穴等，随症加减。②针灸方法：可用针刺法、电针法、温针灸等，留针 20min，每日 1 次。

（2）推拿手法：常用按揉、摇、屈伸、弹拨、搓、擦、摩等手法。

（二）髌骨骨折

1. 康复目的　促进骨折愈合，提高膝关节活动功能，促进功能恢复。

2. 康复方法

1）功能训练。

（1）术后第 1 天。抬高患肢，以利于肢体肿胀消退；足趾的主动运动，踝泵运动；患肢股四头肌和腘绳肌等长收缩练习。

（2）术后 2d～2 周。在无痛或微痛的范围内，开始在 CPM 机上进行膝关节屈曲练习，初次训练膝关节屈曲角度 0°～30°，以后每次增加 5°～10°。

下肢内收、外展及俯卧位后抬腿练习；仰卧位或坐位垂腿练习；行走和负重平衡练习。

（3）术后 3～6 周。①直腿抬高训练：不加重关节疼痛的情况下进行，以增加股四头肌肌力。②坐位或仰卧位垂腿训练，膝关节屈曲超过 90°后可行抱膝练习。③负重、平衡训练：3 周后可逐步进行患肢不负重、部分负重及充分负重的站立、步行练习。可以用平衡板或者平衡垫进行平衡功能练习。同时可以进行前后、侧向跨步练习。

（4）术后 6 周～3 个月。①俯卧位屈膝牵伸：膝关节屈曲至最大角度后保持 10～15min，每日 1 次。②下蹲练习：静蹲练习，逐渐增加下蹲角度，最大角度不超过 90°；保护下行患侧单腿蹲起练习；保护下行完全下蹲练习。③上下楼梯训练、功率自行车训练、本体感觉训练、慢跑等训练恢复膝关节的功能活动。

2）物理因子治疗。全程配合理疗，有利于消肿镇痛，促进骨折愈合，防止粘连，增强康复效果。

3）中国传统康复治疗。

（1）针灸治疗。①主穴：选取阿是穴、内膝眼、外膝眼、阴陵泉、阳陵泉、伏兔、鹤顶、梁丘等，随症加减。②针灸方法：可用针刺法、电针法、温针灸等，留针 20min，每日 1 次。

（2）推拿手法：常用按揉、摇、屈伸、弹拨、搓、擦、摩等手法。

（三）胫骨平台骨折

1. 康复目的　促进骨折愈合，提高膝关节活动功能，促进功能恢复。

2. 康复方法

1）功能训练。

（1）术后第 1 天。①抬高患肢，以利于肢体肿胀消退。②足趾的主动运动，踝泵运动。③患肢股四头肌等长收缩练习。④肿胀消退后可开始在 CPM 治疗仪上进行膝关节屈曲练习，初次训练膝关节屈曲角度 0°～30°，以后每次增加 5°～10°。

（2）术后 1～7 周。①膝关节屈曲的练习，视愈合情况选择主动、主动辅助或被动形式进行练习。②股四头肌及髋关节周围肌力的训练。

（3）术后 8～14 周。此期主要进行患肢负重训练。患肢肿胀消退后在双拐的下行患肢不负重行走。一般在骨折 6～8 周后，患肢可逐渐负重 50%，术后 12～14 周可全负重。

注意：所有的骨折类型均须严格保持 6～8 周患肢不负重，6～8 周后视愈合情况决定负重量。

2）物理因子治疗。全程配合理疗，有利于消肿镇痛，促进骨折愈合，防止粘连，增强康复效果。

3）中国传统康复治疗。

（1）针灸治疗。①主穴：选取风市、委阳、梁丘、委中、阴陵泉、阳陵泉、阿是穴等穴，随症加减。②针灸方法：可用针刺法、电针法、温针灸等，留针 20min，每日 1 次。

（2）推拿手法：常用按揉、摇、屈伸、弹拨、搓、擦、摩等手法。

第四节　胫腓骨骨折的康复

胫腓骨肩负着行走和负重的功能，是人体中的主要负重骨骼。由于胫腓骨表浅，容易遭受损伤。胫腓骨骨折在全身长骨骨折中发生率最高，且多数为开放性骨折，其中以胫腓骨双骨折多见。

一、临床特点

（一）病史

大多有外伤史，外力直接撞击所致，多见于交通事故、工矿事故等，或者扭转暴力所致，多见于生活及运动伤，如从高处坠落。

（二）症状

患肢局部疼痛、肿胀、活动受限。

（三）体征

局部压痛、畸形,纵轴叩痛,检查时发现局部异常活动、骨擦音,功能障碍。

（四）辅助检查

常规做小腿的正、侧位 X 线片(应包括胫腓骨全长)。怀疑有血管或神经损伤时,要做血管造影或神经电生理学检查以明确诊断。

二、康复评定

评定的内容包括关节活动度评定、肌力评定、肢体长度和围度评定、疼痛评定、下肢功能评定、步态评定、平衡能力评定、日常生活活动能力评定等。

三、术前康复

（一）健康宣教

医生对患者进行健康教育,使患者充分了解病情,主动参与到康复治疗中,对存在焦虑、抑郁的患者要及时进行心理疏导,改善患者的心理状态、重建信心。

（二）护理指导

护理人员指导患者术后正确的体位摆放、饮食管理、大小便训练、皮肤护理,教给患者及患者家属生活自理技术。

（三）功能训练指导

治疗师可指导患者如何进行关节活动度练习、肌力练习,以帮助患者术后尽早开始功能训练。

四、康复治疗

（一）康复目的

促进骨折愈合,改善关节活动度,提高肌力,尽快恢复胫腓骨负重、行走功能。

（二）康复方法

1. 功能训练

1）术后 1~2 周。

（1）控制肢体肿胀:抬高患肢,向心性淋巴引流。

（2）主动关节活动度训练:术后 3d 尽早开始髋、膝、踝关节辅助下的主动关节活动度训练。

（3）肌力训练:疼痛稍减轻后就尽可能开始臀肌、股四头肌和腓肠肌的等长收缩、膝关节和踝关节的被动活动,足部、跖趾关节和趾间关节的活动。1 周后增加踝屈伸静力性收缩练习和趾屈伸抗阻练习,并做髋部抗阻练习。

2）术后 3~6 周。

（1）主动关节活动度训练:继续主动膝、踝关节活动度练习,如进行无阻力功率自行车练习。

（2）肌力训练:股四头肌、腘绳肌、踝跖屈肌、背伸肌渐进性抗阻练习。

（3）渐进性负重及步态训练:视骨折愈合情况,可在拐杖的辅助下进行渐进性负重及步态练习。患侧下肢从负重1/4体重开始。

注意:行石膏外固定者要避免做直腿抬高,以免股四头肌收缩产生的力与骨折远端肢体的重力形成剪切力,不利于骨折愈合。可利用自身重量进行膝关节屈伸练习,当下肢肌力可支撑身体时,可做蹲、起运动。逐渐增大角度和训练时间,锻炼下肢肌力和膝关节的稳定性。

跟骨连续牵引者,适当配合进行双手支撑床面臀部抬起法进行肌肉等长收缩练习。

3）术后7~12周。

（1）负重练习:视骨折愈合情况,渐进性负重逐渐达到完全负重。

（2）渐进性静蹲练习:患者可以完全负重后,在保护下进行静蹲训练。从患者可耐受的角度开始,逐渐增大下蹲角度。

（3）辅助上下台阶训练:从练习上10cm的台阶开始,患者可以在辅助或无辅助下双腿交替连续上2级台阶后开始下台阶训练。上下台阶均能完成后,将台阶高度增加到20cm以加大训练强度。

（4）平衡训练:平面上单足站立训练,抛接球训练,运动平板上逆向行走训练等。

注意:石膏拆除后的关节活动度训练要从小幅度、小强度开始,循序渐进。

2.物理因子治疗

（1）干扰电疗法:根据病情选择不同的差频,电流强度以患者耐受为准。

（2）超短波:对置法、无热量或微热量,10~15min,每日1次,10次为1个疗程。

（3）经皮神经肌肉电刺激疗法:电极置于痛点,常规强度,30~60min,每日1次,10次为1个疗程。

（4）紫外线光疗:根据应用目的选择不同的剂量。局部有感染者可在病灶中心用超强红斑量,病灶周围10~15cm用中红斑量,为促进伤口肉芽组织生长,用弱红斑量。骨折局部或伤口照射,每日或隔日1次,3~5次为1个疗程。

3.中国传统康复治疗

1）针灸治疗。

（1）主穴:选取血海、膝眼、委中、阳陵泉、阴陵泉、梁丘、足三里等穴,随症加减。

（2）针灸方法:可用针刺法、电针法、温针灸等,留针20min,每日1次。

2）推拿手法:常用按揉、屈伸、弹拨、搓、擦、摩等手法。

第五节　踝部骨折的康复

踝关节由胫骨远端、腓骨远端和距骨体组成。踝部骨折占成人骨折的6.8%,多由间接暴力引起,大多是踝跖屈时扭伤所致。

一、临床特点

（一）病史

大多有踝扭伤史。

（二）症状

踝部剧烈疼痛、畸形,肿胀瘀斑,踝关节功能障碍,不能行走。

（三）体征

局部压痛,内翻或外翻畸形,可触及骨擦感。

（四）辅助检查

踝关节的正、侧位 X 线可辅助诊断。

二、康复评定

评定的内容有踝关节活动度的评定,踝关节主要动作肌肌力评定,疼痛评定,步态分析,平衡功能评定,日常生活活动能力评定,骨折愈合情况评定等。

三、术前康复

（一）健康宣教

医生对患者进行健康教育,使患者充分了解病情,主动参与到康复治疗中,对存在焦虑、抑郁的患者要及时进行心理疏导,改善患者的心理状态、重建信心。

（二）护理指导

护理人员指导患者术后正确的体位摆放、饮食管理、大小便训练、皮肤护理,教给患者及患者家属生活自理技术。

（三）功能训练指导

治疗师可指导患者进行踝关节屈伸和内外翻活动训练、踝关节主要动作肌肌力练习,以帮助患者术后尽早开始功能训练。

四、康复治疗

（一）康复目的

促进骨折愈合,改善关节活动度,提高肌力,增强踝关节稳定性,避免再次损伤。

（二）康复方法

1. 功能训练

1）术后 1~2 周。

（1）控制肢体肿胀:抬高患肢,向心性淋巴引流。

（2）主动关节活动度训练:术后 1~3d 尽早开始髋、膝、跖趾关节和趾间关节的屈伸练习。

（3）肌力训练:术后 1~3d,可以开始仰卧位的直腿抬高、俯卧位后伸、俯卧位外展、仰卧位前屈、内收或外展等训练。膝关节可行开链模式下的屈伸练习。

（4）在辅助工具保护下无负重的步态练习。

2）术后 3~4 周。踝关节活动度训练:进行踝关节的被动和主动关节活动度练习。包括踝关节的屈、伸、内外翻和旋转。根据患者的疼痛和肿胀程度,逐渐加大踝关节活动度。

注意:关节活动度训练后出现红肿发热,可即刻冰敷。

　　3)术后 5～8 周。踝关节全范围活动度练习和踝关节渐进性可耐受负重练习。

　　(1)肌力训练:髋关节开链模式下抗阻训练,保护下的小角度压球下蹲练习。踝周肌群的等长和抗阻练习,足内在肌肌力练习。

　　(2)柔韧性维持训练:牵伸比目鱼肌和腓肠肌,放松足部软组织和筋膜。

　　(3)双侧本体感觉训练:振动平板、本体感觉平板、平衡系统上主动维持平衡训练。

　　4)术后 9～12 周。继续上述练习,同时逐渐增加训练强度,如增加半蹲练习、提踵练习、上下台阶练习。开始肌耐力训练,如治疗阶梯训练、踏步机训练。

　　5)术后 12 周后。继续上述练习,逐步增加耐力训练和功能活动恢复性训练。

　　(1)耐力训练:跳绳双足跳,交替跳,然后单足跳。

　　(2)功能活动恢复性训练:单双足跳跃、连续跳、定点跳。

　　2.物理因子治疗

　　功能训练之后可选用冰敷缓解红肿发热。可选用低频电刺激镇痛,防止肌萎缩。

　　3.中国传统康复治疗

　　1)针灸治疗。

　　(1)主穴:选取阿是穴、悬钟、太溪、昆仑、太冲、解溪等穴,随症加减。

　　(2)针灸方法:可用针刺法、电针法、温针灸等,留针 20min,每日 1 次。

　　2)推拿手法:常用揉法、点法、按法、擦法、摇法等。

　　4.矫形器的应用　选用踝足矫形器矫正足部畸形,增加关节活动度。

第五章 小腿、踝、足部损伤的快速康复

第一节 概　述

小腿由胫骨、腓骨组成,连接膝关节和踝关节。足部一共有26块骨,其中包括距骨、跟骨、足舟状骨、骰骨、楔骨、跖骨和趾骨。踝关节是一铰链关节,是由以内、外踝和距骨为界构成的一个三面的踝穴组成。

一、应力性骨折

应力性骨折发生的原因包括自身因素和外界因素两大类。

自身因素主要取决于个体的体型或体质。如不等长的下肢造成人体应力分布不均,骨骼肌受力不平衡,当作用于下肢的力失去平衡时,局部就会出现应力集中,造成局部过度损伤,导致应力性骨折。骨骼的形态异常,如胫骨的内翻或外翻、足部畸形等,使长期运动的应力集中于某一部位,因慢性积累性损伤而导致应力性骨折。另外,骨密度偏低可能是发生应力性骨折的一个内在因素。

外在因素包括训练制度、训练场地和训练装备等因素。在短时间内进行一系列的剧烈、高强度训练或长时间单一式的高强度训练,往往会导致应力性骨折的发生。例如,田径运动员若训练方法不当,其跗骨长期承受反复应力负荷则易导致跗骨应力性骨折。

二、踝关节不稳定

踝关节的主要活动是背屈和跖屈,跖屈的范围更大。距骨的前部比上部更宽,背屈时距骨对踝穴的充填更大,决定了踝关节在背屈时稳定性更好。踝关节的韧带可以分成四组:外侧韧带、外侧距下韧带、内侧韧带和远端胫腓韧带。外侧韧带是踝部最薄弱的韧带,是踝关节损伤中最常见的韧带,其中以独立的距腓前韧带损伤最常见。

在下台阶时,或在高低不平的路面行走时,踝关节处于跖屈位,此时受到内翻或外翻暴力,踝部韧带过度牵拉,导致韧带部分或完全损伤。若急性损伤修复不好,韧带松弛,易致复发性损伤,导致踝关节慢性不稳。

三、跟腱断裂

小腿后方的腓肠肌和比目鱼肌腱向下合成一条粗而坚韧的肌腱,称为跟腱,止于跟骨结节后方。

反复轻微的损伤可以引起跟腱退变,在跟腱附着点上2~6cm处,血供相对不足,可能妨碍跟腱充分的愈合。损伤的跟腱会钙化、增厚,失去弹性及纤维化,胶原纤维密度下降,胶原被破坏,会使跟腱本身的弹性降低。当已经变弱的或者退变的跟腱承受突然的牵拉时,比如起跳,突然加速或者减速等运动,就会导致跟腱断裂。

当踝关节背伸 20°～30°,发力跖屈时,跟骨结节到踝的轴心半径大,跟腱处于极度紧张状态,此时如果突然用力跳跃,已紧张的跟腱需要承担,超过自身体重几倍的力量,就会导致跟腱断裂。

第二节 小腿、踝和足部应力性骨折的康复

应力性骨折又称疲劳骨折,是体育运动中常见的过度使用性损伤,是由低于骨骼强度极限的应力,反复、持久地作用于骨骼,引起局部骨质积累性骨折,其特征是骨的破坏与修复同时进行。小腿、踝和足部常见的应力性骨折部位有胫骨、跖骨和腓骨。

一、临床特点

(一)病史

有过度使用性损伤病史。如于近期进行过中长跑、频繁跳跃等较大强度的体育活动,无局部外伤史。好发于胫骨、腓骨、跖骨和足舟骨。

(二)症状

通常有 2～3 周或更长时间的隐匿性疼痛,早期仅在比赛或训练结束才出现,休息后迅速缓解,最终,轻微的活动也会引起疼痛;发病部位有不同程度的肿胀。

(三)体征

骨骼浅表部位可有明显的压痛点及轻度骨性隆起;骨干纵向叩击痛多为阳性;如果发展至骨皮质断裂或完全骨折,则与一般骨折的症状和体征相似。

(四)辅助检查

1. X 线检查 早期难以有阳性表现,在症状出现 3～4 周后才出现骨膜反应等骨痂形成的征象。

2. 放射性核素骨扫描 是早期诊断应力性骨折的有效方法。能显示异常活跃的骨代谢活动,而且对应力性骨折诊断灵敏度极高,能在症状出现 6～72 小时内显示应力性骨折,甚至在症状、体征出现前发现。

3. MRI 检查 能够对骨折部位进行更准确的解剖定位,并能清楚地显示局部软组织情况,对鉴别诊断有帮助。

二、康复评定

(一)关节活动度评定

用量角器测量受累关节活动度。

(二)肌力评定

常用徒手肌力检查法检查肌肉肌力。

（三）长度和围度测量

用无弹性的皮尺测量骨折肢体的长短，与健侧结果进行比较。选择两侧肢体相同固定点测量两侧肌腹周径的长度，然后进行比较，了解有无肌萎缩或肿胀。

（四）疼痛的评定

一般用视觉模拟评分法（visual analogue scale，VAS）进行评定。

三、康复治疗

（一）康复目的

缓解疼痛，减少粘连，防止肌肉萎缩及促进骨折愈合。

（二）康复方法

1. 休息　通过休息来中断骨骼破坏的恶性循环和反复受损，多数应力性骨折愈合至少需要 6～8 周，甚至更长的时间。

2. 局部制动　通常使用支架、矫形支具和步行靴来固定。这些固定器具的优点在于可以使运动员在有限的范围内活动，从而维持肌肉张力及容积，减少关节僵硬。

3. 药物治疗　止痛是首要治疗措施，对于疼痛明显者，口服非甾体类抗炎药物止痛，局部可外用消炎止痛药物。

4. 物理因子治疗

（1）超短波：对置法、无热量或微热量，10～15min，每日 1 次，10 次为 1 个疗程。

（2）磁疗：每日 1 次，每次 40min，10～15 次为 1 个疗程。

（3）其他方法：蜡疗、红外线局部照射、超声波和经皮神经电刺激等。

5. 运动疗法　在制动时期指导患者进行未固定关节的各个运动轴上的主动运动，维持各运动轴的关节活动度和周围各肌群的肌肉力量。进行固定部位肌肉的静力收缩练习，以预防失用性肌萎缩。

去除外固定后加强主动运动，全面恢复关节活动范围，逐步增加肌肉力量训练强度。

6. 中国传统康复治疗

1）针灸治疗。

（1）主穴：选取阿是穴、承山、承筋、飞扬、上巨虚、条口等穴，随症加减。

（2）针灸方法：可用针刺法、电针法、温针灸等，留针 20min，每日 1 次。

2）推拿手法：常用揉法、推法、擦法、拿法等。

7. 手术治疗　反复骨折者，应考虑手术治疗，术后康复参考该部位骨折术后康复。

四、健康宣教

（1）注意劳逸结合，安排足够的休息，避免长时间进行单一的动作训练，防止过度疲劳和疲劳性损伤。

（2）运动时可以佩戴合适的护具，穿合适的鞋子，在软质和缓冲能力好的场地上训练。

（3）平时要加强功能锻炼，提高肌肉力量、身体的灵敏性及柔韧性。

第三节　踝关节不稳的康复

踝关节不稳是指踝关节周围韧带受损后导致踝关节不稳,而引起踝关节频繁扭伤的现象。在篮球、足球、滑雪、体操、田径等项目中非常多见,踝关节扭伤常致外侧副韧带损伤,其中距腓前韧带损伤最常见。

一、临床特点

(一)病史

患者有踝关节反复扭伤或不稳定病史。

(二)症状

急性损伤时损伤侧局部疼痛、肿胀瘀血,慢性踝关节不稳可出现踝关节"打软",反复损伤和沿踝关节前内侧的疼痛。

(三)体征

急性损伤时损伤处弥漫性压痛。前抽屉试验阳性提示距腓前韧带损伤。

(四)辅助检查

1.X线检查　如果在透视下行前抽屉试验,发现受累踝关节前移超过5mm提示距腓前韧带断裂。

2.MRI检查　可以直观地观察到受累韧带水肿、增粗以及连续性中断的表现,目前在踝关节损伤的临床检查中较常用。

3.关节镜检查　可有助于诊断并评价内外侧不稳定以及踝关节周围结构的损伤。

二、康复评定

(1)关节活动度评定。用量角器测量踝关节各方向活动度。

(2)肌力评定。常用徒手肌力检查法检查踝关节周围肌肉肌力。

(3)长度和围度测量。用无弹性的皮尺测量肢体的长短,与健侧结果进行比较。选择两侧肢体相同固定点测量两侧肌腹周径的长度,然后进行比较,了解有无肌萎缩或肿胀。

(4)疼痛的评定。一般用视觉模拟评分法(visual analogue scale,VAS)进行评定。

三、康复治疗

(一)康复目的

缓解疼痛,减少粘连,防止肌肉萎缩及促进损伤愈合。

(二)康复方法

1.急性期　按照RICE原则处理:休息、冰敷、加压包扎、抬高患肢。疼痛明显的患者可服用非甾体类抗炎药物。如需要行走可使用拐杖或手杖助行,严重扭伤患者可使用踝关节支具或步行靴。

2.慢性踝关节不稳

踝关节周围肌肉力量训练,可利用弹力绷带训练踝关节跖屈、背屈、内翻、外翻力量,恢复踝关节活动范围和肌力。

当踝关节活动范围完全恢复及肌力恢复 80% 后可以进行本体感觉训练,姿势控制训练,平衡训练,灵活性和耐力训练。如闭眼患腿站立练习,单腿站立抛接球练习。

严重者或经保守治疗无效者考虑手术治疗。

3. 中国传统康复治疗

1)针灸治疗。

(1)主穴:选取阿是穴、太溪、照海、然谷、昆仑、仆参、涌泉等穴,随症加减。

(2)针灸方法:可用针刺法、电针法、温针灸等,留针 20min,每日 1 次。

2)推拿手法:常用㨰、拿、点、按、揉、擦、击等手法。

3)中药治疗:可配合中药(消瘀膏)局部外敷,中药(下肢损伤洗方)熏洗患处。

四、健康宣教

(1)注意鞋子的选择,尽量穿高帮鞋,避免穿高跟鞋。

(2)运动时可以佩戴合适的护具,降低再次损伤的概率。

(3)平时要加强功能锻炼,提高踝关节的稳定性。

第四节　跟腱断裂的康复

跟腱位于足跟与小腿之间,长 15 ~ 20cm,是人体最粗大的肌腱,由小腿三头肌(比目鱼肌、腓肠肌内、外头)肌腱在足跟上方 15 ~ 20cm 处融合形成。跟腱的主要功能是屈小腿和足跖屈,在人的行走、跑、跳时发挥重要作用。日常生活中很少发生跟腱断裂,随着竞技体育的发展和全民健身运动的开展,技术水平和难度不断提高,跟腱断裂的发生率逐渐增多。

一、临床特点

(一)病史

多发生在参加羽毛球、篮球、足球、网球等球类运动或跑步、跳高等田径运动时。

(二)症状

多于提踵发力瞬间感到跟腱部位受到沉重打击,有时可闻及撕裂声,同时跟腱部位发生剧烈疼痛,出现足踝跖屈无力。

(三)体征

跟腱部位肿胀,压痛明显。肌肉收缩时在断裂处可触及凹陷,足跖屈功能障碍。腓肠肌挤压试验阳性。

(四)辅助检查

1. X 线检查　用以排除骨折、骨畸形、骨肿瘤等骨性病变。

2. 高频彩超检查　可以显示跟腱内部线性撕裂、腱止点骨质增生、腱增厚、腱周积液、腱内钙化、止点骨皮质不规律、局部低回声区以及弥漫的腱组织不均匀。

3.MRI 检查　可以清晰显示跟腱损伤的部位、类型。

二、康复评定

（1）关节活动度评定。用量角器测量踝关节活动度。

（2）肌力评定。常用徒手肌力检查法检查肌肉肌力。

（3）疼痛的评定。一般用视觉模拟评分法（visual analogue scale，VAS）进行评定。

三、康复治疗

（一）康复目的

促进跟腱愈合，恢复跟腱功能，防止再次损伤。

（二）康复方法

急性期按照 RICE 常规处理，跟腱部分断裂者可选用保守治疗，跟腱完全断裂者和陈旧性跟腱断裂者常需手术治疗。

1.保守治疗

（1）固定：行长腿石膏固定膝关节屈曲45°。踝关节稍跖屈位。48h 后做趾的屈伸活动，小腿三头肌等长收缩练习防止肌萎缩和局部粘连。

（2）关节活动度练习：3 周后可除去外固定后，在床上练习踝屈伸活动，在踝足矫形器保护下双拐下地行走。5 周后可穿高跟鞋行走，逐渐降低后跟，同时练习下蹲恢复踝背伸的范围。8 周后可做提踵练习。

（3）物理因子治疗：可利用理疗促进血液循环，消除肿胀，缓解疼痛，可选用超短波、红外线、超声波、低中频电疗。

2.术后康复

（1）术后第 1 周，尽早开始足趾活动，小腿三头肌等长收缩练习，床上直抬腿和侧抬腿练习。

（2）术后满 3 周，外固定改为短腿石膏，开始膝关节屈伸运动。

（3）术后满 4 周，床上行踝关节的屈伸运动。

（4）术后满 5 周，去除石膏，开始用滚筒练习踝关节的活动度。

（5）术后满 6 周，垫后跟穿鞋，持拐踩地行走。

（6）术后满 9 周，穿平跟鞋练习走路，逐步由双拐到单拐，然后去拐。

（7）术后满 3 个月，循序渐进开展慢跑、提脚后跟、快跑、跳跃训练。

（8）术后满 6 个月，运动员可以开展专项练习。

3.中国传统康复治疗

1）针灸治疗。

（1）主穴：选取阿是穴、太溪、照海、然谷、昆仑、仆参、涌泉、大钟等穴，随症加减。

（2）针灸方法：可用针刺法、电针法、温针灸等，留针 20min，每日 1 次。

2）推拿手法：常用揉、点、按、推、擦、拿、击、摇、擦等手法。

四、健康宣教

（1）运动前做好热身运动。

（2）不要在温差变化较大的时候进行剧烈运动。

（3）运动时要掌握好动作技术要领，不要使跟腱突然受到强烈牵拉。

第五节 腓总神经损伤的康复

腓总神经自腘窝上角由坐骨神经分出后斜向外下，沿股二头肌腱内侧缘下行，到达股二头肌腱与腓肠肌外侧头之间，经腓骨长肌的深层达腓骨头后方绕腓骨颈，此处与骨膜紧贴并在此分为腓浅神经和腓深神经。腓浅神经分布在小腿外侧及足背皮肤（除第1趾、第2趾相对缘及第1趾蹼皮肤）。腓深神经在踝关节前方则分为两支：外侧支及内侧支。体表投影：自腘窝上角画线至腓骨头，即代表腓总神经的行程。

一、临床特点

（一）病史

患肢多有枪弹伤、刀刺伤、车祸等受伤史，亦可是医源性原因引起，如人工膝关节置换、腓肠肌内侧头的滑膜囊肿（Baker's 囊肿）切除、腓骨头或软组织肿瘤切除、石膏固定、牵引等。

（二）症状

腓总神经支配区的感觉和功能活动障碍。

（三）体征

小腿伸肌群、足外翻肌群与足背肌群瘫痪，足下垂内翻、趾微屈，呈"马蹄"内翻足畸形，行走时出现跨越步态，小腿前外侧和足背感觉丧失。腓深神经单独损伤表现为足下垂稍外展，足背屈、外翻障碍，感觉障碍仅局限于足背第1、2趾间。腓浅神经单独损伤表现为足外翻障碍，小腿前外侧和足背感觉障碍。

（四）辅助检查

神经电生理检查可判断神经损伤与否及损伤程度。

二、康复评定

腓总神经损伤后，除了详细的病史采集和全身体格检查外，还必须进行一系列的康复评定。康复评定的目的在于正确判断神经损伤的部位、性质、程度，确定康复目标，制订康复计划，评价康复疗效，作出预后判断。

（一）形态观察

主要观察皮肤是否完整、肌肉有无肿胀或萎缩、肢体有无畸形、步态和姿势有无异常等。

（二）运动功能评定

1. 肌力评定　常用徒手肌力检查法,按 0~5 级的肌力检查记录,并与健侧对比。当肌力达到 3 级以上时,也可用器械测试法,包括握力测试等。

2. 关节活动范围测定　测量患肢各关节、各轴位的关节活动范围,包括主动、被动关节活动范围测定,并与健侧对比。

3. 患肢周径测量　用尺测量受累肢体周径,并与其相对应的健侧肢体周径对比。

4. 运动功能恢复等级评定　由英国医学研究会(BMRC)提出,将神经损伤后的运动功能恢复情况分为 6 级(表 5-1)。此法简单易行,是评定运动功能恢复最常用的方法。

表 5-1　神经损伤后运动功能恢复等级评定标准

恢复等级	评定标准
0 级(M0)	肌肉无收缩
1 级(M1)	近端肌肉可见收缩
2 级(M2)	近、远端肌肉均可见收缩
3 级(M3)	所有肌肉能抗阻力收缩
4 级(M4)	能进行所有活动,包括独立的或协同的运动
5 级(M5)	完全正常

（三）感觉功能评定

感觉检查包括浅感觉(痛、温、触),深感觉(关节位置、震动)和复合感觉(数字识别、两点辨别、实体觉),还要根据病例特点询问有无主观感觉异常(异常感觉、感觉倒错)。目前临床上测定感觉神经功能多采用英国医学研究会(BMRC)1954 年提出的评定标准六级法区别其程度(表 5-2)。

表 5-2　感觉障碍分级

分级	临床表现
S0 级	完全无感觉
S1 级	深感觉存在
S2 级	有痛觉及部分触觉,部分有感觉过敏
S3 级	痛觉和触觉完全
S4 级	痛、触觉完全,且有两点辨别觉,距离较大(7~11cm)
S5 级	感觉完全正常,两点辨别觉 <6cm,实体觉存在

（四）自主性神经功能评定

常用出汗试验。无汗表示神经损伤,从无汗到有汗则表示神经功能恢复,而且恢复早期为多汗。常用的方法为碘淀粉试验,即在患肢检查部位涂抹 2.5% 碘酒,待其干燥后再敷以淀粉,若有出汗则局部变为蓝色。

（五）神经干叩击试验（Tinel 征）

Tinel 征是指叩击损伤神经干,出现其支配皮区的放电样麻痛感或蚁走感,代表神经再生的水平或神经损害的部位。通过这一试验,可以测定神经再生的进度。

(六)神经电生理学评定

神经电生理检查对周围神经损伤的诊断具有重要意义,能较好地反映出神经肌肉所处的功能状态,对判断周围神经损伤的部位、范围、性质、程度和预后等均有重要价值。常用方法有:直流感应电测定、强度时间曲线、肌电图检查、神经传导速度测定、体感诱发电位。

(七)行走评定

踝足功能,行走功能及步态检查。

三、康复治疗

腓总神经损伤可根据神经损伤的具体情况采用手术或非手术疗法。神经完全断裂者需手术治疗,术后循序渐进地进行恢复关节活动度的训练。肢体闭合损伤所致的周围神经损伤大部分可以非手术治疗为主,强调踝关节和足部的主动活动,可进行等长或等张性关节活动。

(一)康复目的

1. 损伤早期　消除炎症、水肿,减轻对神经的损害,预防关节挛缩畸形的发生。

2. 恢复期　促进神经再生、保持肌肉质量、增强肌力和促进感觉功能恢复,防止肢体发生挛缩畸形,最大限度地恢复功能。

(二)康复方法

1. 保持关节功能位　早期应用防治足下垂的支具,做好皮肤护理,预防关节挛缩变形,进行髋关节被动运动,适当进行患肢的向心性按摩。恢复期可进行下肢的适当被动运动、主动助力运动和主动运动,重点训练踝关节背伸功能。

2. 物理因子疗法

(1)神经肌肉电刺激疗法:一般以阴极为刺激电极,将点状刺激电极置于患肌或患肌的运动点上,另一个较大的辅极置于肢体近端或躯干。肌肉收缩的次数以不引起过度疲劳为宜,每日1次。

(2)超短波疗法:板状电极,患处对置法,微热量,每次10～15min,每日1次,15～20次为1个疗程。

(3)直流电离子导入疗法:对置法或并置法,每次15～20min,每日1次,15～20次为一疗程。

(4)超声波疗法:声头置于损伤肢体或手术伤口周围,接触移动法,强度0.5～1.5W/cm²,每次5～10min,每日1次,10～15次为一疗程。

音频电疗法、调制中频电疗法、生物反馈疗法、磁疗法、石蜡疗法、氦－氖激光、冲击疗法等对神经损伤的恢复均有一定的疗效。

3. 作业疗法　可编排一些有目的、有选择的活动,如院内行走、独立穿脱鞋袜等,增强患者的肌力、耐力和协调性。感觉训练可用足部磨砂板、平衡板等,恢复本体感觉。

4. 中国传统康复治疗

1)针灸治疗。

(1)主穴:选取血海、足三里、阳陵泉、阴陵泉、承山、三阴交、解溪和丘墟等,随症加减。

(2)针灸方法:可强刺激法或电针等,留针20min,每日1次。

2)推拿手法:有针对性进行手法治疗和功能锻炼,保持肌张力,防止肌肉萎缩、肌纤维化、关节僵硬或关节萎缩及关节畸形等。

早期手法以轻柔的向心性推拿为主,恢复期手法由小腿近端到远端,反复捏揉数遍,强度以肌肉感觉酸胀为宜,可涂搽活血酒;瘫痪较重者用弹筋法和穴位推拿法。下肢取环跳、承扶、殷门、血海、足三里、阳陵泉、阴陵泉、承山、三阴交、解溪和丘墟等穴,强刺激以得气为度。最后,在患肢上来回揉滚 1~2 遍结束。

(1)常取委中、血海、足三里、阳陵泉、阴陵泉、绝骨、承山、三阴交、解溪和丘墟等穴。

(2)手法由近端到远端,强度以肌肉感觉酸胀为宜,瘫痪较重者用弹筋法和穴位推拿法,强刺激以得气为度。

第六章　膝关节损伤与退变快速康复

第一节　概　述

　　膝关节作为人体最大的关节,也是人体负重量最大的关节,其稳定性由股骨、胫骨及其周围肌肉软组织共同维持。因其日常活动量、负重量较大,摩擦劳损及创伤较多,损伤后若得不到充分的休息和及时合理的治疗,各种损伤日趋严重,最终导致膝关节解剖结构紊乱、功能丧失。常见膝关节损伤与退变包括膝关节韧带损伤、半月板损伤、膝骨关节炎等,其中以韧带损伤多见,占40%左右。

第二节　膝关节韧带损伤的康复

　　膝关节造成劳损及创伤可能性较大,临床上尤以韧带的损伤多见。其中又以内侧副韧带最易受损,其次为前交叉韧带,再次为后交叉韧带,而外侧副韧带受损最少见。目前膝关节韧带损伤治疗的主要手段是各类非手术治疗(物理康复治疗、作业治疗、中医传统康复治疗)及关节镜手术治疗。

一、临床特点

(一)膝关节交叉韧带损伤

　　膝关节交叉韧带损伤多见于足球、篮球等运动项目,交叉韧带损伤通常因运动时的突然减速、变向、停止或膝关节受到猛烈撞击而造成。运动时膝关节交叉韧带的作用主要是限制胫骨向前向后移位以维持关节的稳定。当膝关节受到过伸或过度外展的暴力时,前交叉韧带易发生损伤;后交叉韧带损伤比前交叉韧带损伤少见,二者之比为1:10,可单独损伤,也可与侧副韧带及半月板同时损伤,后者称为联合损伤。

　　1.病史　有急性膝关节损伤史。

　　2.症状　关节内有撕裂感,伴有剧烈疼痛及关节不稳、关节及周围肿胀、皮下瘀斑;后期可见膝软、跛行以及下楼梯时关节错动感,股四头肌萎缩等症状。

　　3.体征　膝关节屈伸活动受限,呈保护性屈曲状态。

　　4.特殊检查　抽屉试验阳性及拉赫曼试验(Lachman 试验)阳性。

　　5.辅助检查　X线片对韧带止点撕脱骨折有诊断意义。MRI 检查可以显示韧带是否断裂,是部分断裂还是完全断裂,对诊断非常有价值。

(二)膝关节侧副韧带损伤

　　膝关节侧副韧带损伤是指膝关节轻度屈曲或半屈曲时,膝或腿部遭受暴力打击或重物压迫,迫使膝关节过度内翻或外翻,引起关节外侧或内侧副韧带损伤。

临床上根据其损伤的程度,一般可以分为三度。Ⅰ度损伤:少量纤维撕裂,伴有局限性压痛,无松弛。Ⅱ度损伤:局限性压痛,纤维部分撕裂,但仍有张力,或有病理性的松弛。Ⅲ度损伤:韧带完全断裂,关节松弛。

1. 病史 多有小腿急骤外旋、外展或内收史,甚者有膝关节遭遇暴力打击或重物压迫史。

2. 症状 患侧膝关节内侧或外侧疼痛、肿胀,可见皮下瘀血,膝关节屈伸功能障碍,跛行或不能行走。

3. 体征 关节肿胀,皮下瘀血,初期青紫色,后逐渐转为紫黄相兼,局部压痛明显,膝关节伸屈功能障碍。内侧副韧带损伤,压痛点可在股骨内上髁、关节间隙处或胫骨内侧髁;外侧副韧带损伤,压痛点在腓骨头或股骨外上髁。若完全撕裂可于断端触及凹陷。

4. 特殊检查 膝关节侧方挤压试验阳性。若合并有半月板损伤的则出现膝关节交锁征阳性。若合并半月板或交叉韧带损伤者,可出现麦氏征阳性、抽屉试验阳性等。

5. 辅助检查 可行内、外翻应力位 X 线片,若韧带完全断裂者,膝关节内、外侧间隙明显增宽;若有撕脱骨折者,损伤部位可见条状或小片状游离骨块。MRI 检查可以在韧带损伤部位显示异常信号,并可判断韧带损伤的程度。

二、康复评定

康复评定贯穿于康复的始末,在康复介入之前,康复评定可用于确定障碍的性质、范围、程度以及病因,并根据评定结果有目的地制订康复治疗计划;康复治疗中,可根据康复评定的结果,逐步改进康复治疗的侧重方向;康复治疗计划完成后,进行有关的康复功能评定来确定功能恢复的状态。

(一)疼痛的评定

可以根据患者对其程度的描述,如轻度、中度或重度来评定,或者使用视觉模拟评分法(visual analogue scale,VAS)进行评定。

(二)运动功能评定

膝关节韧带损伤会导致膝关节的运动受限和障碍,关节活动度、肌力的测量可以了解目前功能障碍的程度,为康复治疗、效果评价提供客观的指标。

1. 关节活动度 一般用量角器进行测量,膝关节活动方向包括屈伸、内外翻、内外旋。必要时需患侧和健侧对比测量。

2. 肌力检查 常用徒手肌力检查。徒手肌力检查按照"徒手肌力检查评定标准"完成相应检查动作,判定肌肉的收缩力量。

3. 15m 步行时间测定 15m 步行时间测定适用于髋、膝及踝关节,能够综合评估疼痛及炎症对关节功能及步行能力的影响。

4. 大小腿围度测量 主要了解患肢是否有肌肉萎缩以及肌肉萎缩程度。

(三)平衡功能评定

膝关节韧带损伤患者的疼痛常常影响患肢的生物力线及负荷平衡。所以,对膝关节韧带损伤患者进行平衡功能评定非常重要。常使用 Berg 平衡量表或专业的平衡评定设备进行评定。

（四）日常生活活动评定

对膝关节韧带损伤患者，国外研究及中华医学会骨科学分会均以活动评定为重点，推荐应用（WOMAC）评分量表进行评定。

三、康复治疗

（一）膝关节交叉韧带损伤

1. 康复目的　减轻疼痛、肿胀，促进韧带愈合，恢复膝关节的稳定性及活动范围，保持膝部周围肌肉力量，恢复膝关节日常生活工作能力。

2. 康复方法

1）石膏固定：交叉韧带部分撕裂的患者，可先用长腿石膏管型将膝关节固定于 20° 屈曲位，5 周后弃石膏，再行功能训练。

2）手术治疗：对于完全性韧带损伤，且年龄小于 40 岁的患者，可选择开放手术或关节镜下韧带重建术，常用的重建术所使用的替代组织多为自体骨 – 髌腱 – 骨复合物、半腱肌或股薄肌束。对于韧带附着止点处撕裂者，用齿状钉板将断端固定于胫骨上。对于股骨附着区撕脱骨折者，也可用齿状钉固定，将骨折块在原附着点用螺丝钉或钢丝固定。

3）术前康复。

（1）健康宣教：医生应对患者进行健康教育，使患者充分了解病情，主动参与到康复治疗中，对存在焦虑、抑郁的患者要及时进行心理疏导，改善患者的心理状态、重建信心。

（2）护理指导：康复医师、治疗师必须和手术医师、责任护士加强沟通，严格患者的日常管理，训练中应遵循循序渐进原则。

4）功能训练：在急性期初步治疗后或手术后次日，即可开始股四头肌、腘绳肌等长收缩练习，并逐渐增加负荷。初期应选择直腿抬高练习（图 6-1）、侧抬腿练习、后抬腿练习。解除外固定后，逐步练习膝关节活动度，并逐步增加膝关节屈曲、伸展练习。后期训练应在微痛范围内循序渐进：先练习单足站立或单拐行走，并配合膝关节活动和肌力训练（坐或卧位抱膝练习屈曲以及俯卧位"钩腿"练习，见图 6-2），最后达到能脱拐行走。

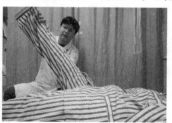

图 6-1　直腿抬高练习

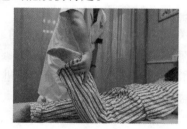

图 6-2　俯卧位"钩腿"练习

5）物理因子治疗：为改善血液循环、消炎、消肿、减轻疼痛、减少粘连、防止肌肉萎缩及促进损伤愈合，应及时采用合理的物理因子治疗。常用治疗方法包括热疗、电疗、光疗、磁疗、超声波及离子导入法等。

（1）火山泥、蜂蜡热敷等热疗法（图 6-3）可以促进血液循环，改善关节活动。

（2）神经肌肉电刺激（SSP）（图 6-4）、津波等中低频电流刺激固定部位两端肌肉可防止肌肉萎缩。

（3）微波（图6-5）、超短波等高频治疗可通过瞬态脉冲功率，透入肌体组织，达到活血、消肿、消炎、凝固、止血等作用。

（4）威伐光、红外光照射（图6-6）等光疗可缓解炎症或运动损伤导致的各类疼痛。

（5）磁疗（图6-7）与超声波治疗（图6-8）可通过改善血液循环以达消炎镇痛的作用。

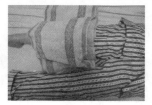

图6-3 火山泥热疗法

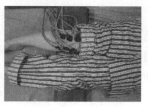

图6-4 SSP 电刺激

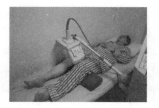

图6-5 微波治疗

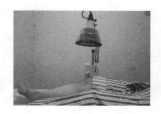

图6-6 红外光照射

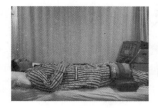

图6-7 磁疗

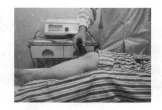

图6-8 超声波治疗

6）中国传统康复治疗。

（1）针灸治疗。①主穴：选取风市、血海、梁丘、委中、阴陵泉、阳陵泉、阿是穴；配穴：关元、气海、悬钟。②针灸方法：可用针刺法、电针法、温针灸等，留针20min，每日1次。

（2）推拿手法：主要用㨰、按揉、摇、屈伸、弹拨、搓、擦、摩等手法（图6-9）。

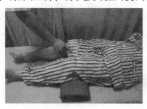

图6-9 推拿手法治疗

（二）膝关节侧副韧带损伤

1.康复目的 防止创伤部继续出血，减轻疼痛、肿胀，促进韧带愈合，恢复膝关节的稳定性及活动范围，保持膝部肌肉力量，恢复膝关节稳定性。

2.康复方法

1)石膏固定:适用于韧带部分断裂者。内侧副韧带部分断裂者将膝关节轻度内收,并屈曲45°~60°,用踝上长腿管型石膏固定,或用长腿前、后双叶石膏固定。卧床休息,抬高患肢,次日起即开始股四头肌收缩锻炼,伤后1周可带石膏拄拐活动,5~6周后摘除石膏,然后行功能训练等治疗。应遵循早期康复治疗的原则。

2)手术治疗:对于内侧副韧带完全断裂的病例,应早期进行手术重建修复。术后康复方法可参照非手术治疗功能训练。

3)功能训练:同交叉韧带损伤的功能训练。

4)物理因子治疗:同膝关节交叉韧带损伤的物理因子治疗。

5)中国传统康复治疗。

(1)针灸治疗。①主穴:选取风市、委阳、梁丘、委中、阴陵泉、阳陵泉、阿是穴等,随症加减。②针灸方法:可用电针、拔罐等,留针20min,每日1次。

(2)推拿手法:主要用㨰、按揉、摇、屈伸、弹拨、搓、擦、摩等手法。

内侧副韧带损伤:取血海、曲泉、内膝眼、阴陵泉等穴及膝关节周围和下肢内侧。

外侧副韧带损伤:取梁丘、膝阳关、犊鼻、阳陵泉等穴及膝关节周围和下肢外侧。

第三节　膝关节半月板损伤的康复

膝关节半月板损伤是指因外伤、久行,或高空跳落失稳,或负重情况下膝关节扭转导致膝关节半月板损伤,表现为膝关节肿胀、疼痛、交锁等症状的一种损伤。多见于球类运动员、矿工、搬运工等。

一、临床特点

膝关节半月板损伤是最常见的运动创伤之一,运动时小腿固定,股骨内、外旋或内、外翻位,在突然伸直或下蹲时半月板处于不协调的运动中,此时半月板受到挤压则会造成撕裂。此外半月板也可由于长期蹲、跪而受到关节面的研磨挤压,加速退变,出现慢性撕裂性损伤。

(一)病史

有膝关节急性扭伤病史。

(二)症状

伤后膝关节即发生剧烈疼痛、关节肿胀,屈伸活动障碍。慢性期或无明显外伤史的患者,病程长,主要症状是膝关节活动痛,部分出现跛行。屈伸膝关节时,膝部弹响,或出现"交锁征"(运动中膝关节突然不能伸屈,状如绞锁,经摇摆或旋转患肢后,可自行"解锁")。

(三)体征

膝关节间隙压痛、关节肿胀、屈伸功能障碍,肌萎缩可见于损伤后期,尤以股四头肌萎缩明显。

（四）特殊检查

浮髌试验阳性,麦氏征阳性,研磨试验阳性,回旋挤压试验阳性,伴有前交叉韧带损伤可有抽屉试验阳性。

（五）辅助检查

MRI 是明确半月板损伤诊断的首选影像学检查方法,X 线检查虽不能显示半月板损伤情况,但可排除膝部骨折或其他骨关节疾患。膝关节镜检查可以直接观察半月板损伤的部位、类型和关节内其他结构的情况。膝关节镜检查只在半月板损伤的症状和体征不十分典型,不能确诊或需要排除其他病变时应用。

二、康复评定

参见膝关节韧带损伤的康复评定。

三、康复治疗

（一）康复目的

减轻疼痛、肿胀、关节粘连及肌肉萎缩,恢复膝关节活动范围,保持膝部肌肉力量,恢复膝关节功能,满足患者日常生活工作需要。

（二）康复方法

1.手术治疗　半月板损伤的手术方式包括半月板切除术、半月板缝合术、半月板置换术。由于半月板切除手术后并发症的发生率较高,因而对半月板损伤尽量采取早期修复原则,对修复困难者,可进行半月板缝合治疗;只切除不稳定的、引起症状的损伤部分;对半月板毁损性损伤,或者曾进行半月板全切除手术的年轻患者(年龄＜50 岁),考虑进行半月板置换手术。术后康复方法可参照非手术治疗内容。

2.术前康复　参见膝关节韧带损伤的术前康复。

3.功能训练　急性期初步治疗后(或手术次日)应立即开始股四头肌等长收缩练习,并逐渐增加负荷;初期应用直腿抬高、拄拐行走训练;肿胀疼痛消失后可做渐进抗阻练习;当膝关节活动度增加后,可增加股四头肌牵伸以及下台阶训练。如运动至某一关节角度有疼痛时,可避开此角度作短弧等张、等速练习或多点等长练习,功能训练以不加重关节肿痛为标准。使用膝关节角度可调支具,可扶拐行走,当直腿抬高没有疼痛和迟缓时,可以除去支具,在日常生活活动中使用护膝。

4.物理因子治疗　参见膝关节韧带损伤的物理因子治疗。

5.中国传统康复治疗

1)针灸治疗。

(1)主穴:选取风市、血海、委中、阴陵泉、阳陵泉、膝眼,随症加减。

(2)针灸方法:可用针刺法、电针法、拔罐等,留针 20min,每日 1 次。

2)推拿手法:主要用按法、揉法、摇法、屈伸法、擦法等手法。取穴与部位:风市、血海、委中、阴陵泉、阳陵泉、膝眼及膝周围。

第四节　膝关节创伤性关节炎的康复

膝关节创伤性关节炎是指继发于创伤造成的关节内骨折整复不良或骨干骨折成角畸形愈合,致使关节面失去平整光滑和关节面受力负荷变化,引起关节软骨损伤,表现为关节疼痛、活动障碍为主要临床表现的一种关节疾病。

近年来,随着运动损伤、意外损伤以及交通事故的增多,膝关节创伤性关节炎的发病率也呈逐年增加的趋势。其中以运动损伤造成的膝关节创伤性关节炎最为多见。各年龄段均有发生。

一、临床特点

(一)病史

明显的外伤史,常为坠压、撞击等暴力外伤造成关节内骨折、软骨损伤、关节内异物存留等。

(二)症状

1. 早期　膝关节疼痛和僵硬,活动时较明显,休息后症状缓解。

2. 晚期　膝关节反复肿胀,持续疼痛并逐渐加重,可出现活动受限,关节积液、畸形和关节内游离体,可闻及关节内粗糙摩擦音。

(三)体征

膝关节周围压痛、关节肿胀、屈伸功能障碍,肌萎缩可见于损伤后期,尤以股四头肌萎缩明显。可出现抗痛性步态,下肢畸形临床以膝内翻畸形多见。

(四)辅助检查

1. X线检查　关节退行性变化时,显示关节间隙变窄,骨端硬化,关节边缘部骨赘形成,关节内可能有游离体。

2. CT检查　CT的密度分辨力明显优于X射线平片,更有利于明确关节及软组织病变的大小、范围和密度变化,以及骨病向毗邻组织的侵袭。

3. MRI检查　可观察软组织及软骨病变的范围及内部结构。

二、康复评定

参见膝关节韧带损伤的康复评定。

三、康复治疗

(一)康复目的

恢复膝关节活动范围,保持膝部周围肌肉力量,恢复患者日常生活工作能力。

(二)康复方法

1. 一般疗法　注意休息,保护关节,避免过度活动,严重时应卧床休息,支具固定,防止畸形。

2. 手术治疗　膝关节内有游离体或边缘骨刺比较明显,但关节负重面较完整者,可选择关节清理术;膝内、外翻角度较大和骨折明显成角畸形愈合者,可选择截骨术;关节破坏严重者,可选择关节融合术或关节成形术。

3. 物理疗法　为改善血液循环、消炎、消肿、减轻疼痛、减少粘连、防止肌肉萎缩及促进损伤愈合,应及时采用合理的物理因子治疗。常用治疗手段包括热疗、电疗、光疗、磁疗超声波及离子导入法等。

微波、超短波等高频治疗可通过瞬态脉冲功率,透入肌体组织,达到活血、消肿、消炎、凝固、止血等作用。SSP、津波、经皮神经电刺激疗法等中低频电流刺激治疗可缓解肌肉痉挛、改善肌肉萎缩。威伐光、红外光照射、低能量激光疗法等光疗可调节免疫力、消炎镇痛。火山泥、蜂蜡热敷等热疗法可以促进血液循环,改善关节活动。

4. 作业治疗　对创伤性关节炎患者的作业治疗主要包括功能性作业、ADL 作业、使用合适的辅助装置及家庭环境改造。对于病变关节,应当特别重视关节保护技术的应用,要在消除或减轻重力的体位或使用合适辅助工具的前提下进行 ADL 及日常工作。

5. 中国传统康复治疗

1)针灸治疗:针刺诸穴位可促进膝关节周围肌群的活动及张力,使肌力增强,提高膝关节稳定性。电针则可有效刺激膝部肌肉的神经纤维,增强肌肉对刺激的兴奋性和收缩功能,从而恢复肌张力,改善疼痛和活动功能,加强肌群间的协调功能。

(1)主穴:选取足三里、阳陵泉、犊鼻、内膝眼、血海、梁丘、鹤顶。配穴:关元、气海、悬钟、阴陵泉。

(2)针灸方法:可用针刺法、电针法、拔罐等,留针 20min,每日 1 次。

2)推拿手法。治疗原则:活血通络,温经养筋。

(1)常用穴位:内、外膝眼,阳陵泉,阴陵泉,鹤顶,血海,足三里,委中。

(2)常用手法:㨰法,一指禅推法,按法,揉法。

第五节　膝关节骨关节炎的康复

膝关节骨关节炎是指膝关节的退行性改变和慢性积累性关节磨损造成的一种以关节软骨的变性、破坏及骨质增生为主要病理特征的慢性关节病,又称退行性关节炎、老年性关节炎等。膝关节骨关节炎是最常见的骨关节炎,女性多于男性。本病属中医"骨痹""膝痹病"范畴。

一、临床特点

(一)病史

有膝关节过度负重等劳损史,多见于中、老年人。

(二)症状

主要表现为膝关节疼痛,活动后加重,下楼梯更明显,休息后缓解。根据病症不同,疼痛性质也不同,或重着,或热痛,或刺痛,或隐痛,或酸痛。严重者可出现膝内翻或膝外翻畸形。

晨起时有关节僵硬及发紧感,持续时间常为几分钟至十几分钟,很少超过30min。

(三)体征

关节局部有压痛、屈伸运动受限,多数在关节活动时出现关节内摩擦感。

(四)辅助检查

1. X线检查。X线片是常规检查,早期多见正常,中、晚期可见关节间隙不对称性变窄,软骨下骨硬化或囊性病变,关节边缘增生和骨赘形成,部分关节内可见游离体或关节变形。

2. MRI检查。磁共振检查有助于发现和评估关节相关组织的病变程度,如软骨损伤、关节滑液渗出、软骨下骨水肿、滑膜炎和半月板或韧带损伤,还可用于排除肿瘤和缺血性骨坏死等。

二、康复评定

参见膝关节韧带损伤的康复评定。

三、康复治疗

(一)康复目的

减轻疼痛、肿胀、关节粘连及肌肉萎缩,恢复膝关节活动范围,保持膝部周围肌肉力量,延缓疾病进展,提高患者生活质量。

(二)康复治疗

1. 一般疗法　注意休息,保护关节,避免过度活动,严重时应卧床休息,支具固定,防止畸形。

2. 药物治疗　可采用玻璃酸钠、医用几丁糖(关节腔注射液)等关节黏弹性补充疗法。关节腔注射长效糖皮质激素可缓解疼痛、减少渗出。疗效持续数周至数月,反对在同一关节反复注射,以免加剧关节软骨损害,注射间隔时间不应短于4~6个月。

3. 物理因子治疗　参见膝关节创伤性关节炎的物理因子治疗。

4. 辅具

(1)减轻受累关节的负荷:可使用手杖、助行器等协助活动。

(2)保护关节:可戴保护关节的弹性套,如护膝等;对髌股关节腔室骨关节炎采用髌骨内侧扎贴治疗可显著减轻疼痛;对膝关节内侧室骨关节炎可用楔形鞋垫辅助治疗。

5. 中国传统康复治疗

1)针灸治疗:采用毫针刺法、刺络拔罐法、温针疗法、灸法等。以局部取穴和循经取穴相结合。

(1)主穴:血海、膝眼、委中、阳陵泉、阴陵泉、梁丘、足三里等穴。配穴:所属经脉络穴及阿是穴。

(2)针灸方法:可用针刺法、电针法、拔罐等,留针20min,每日1次。

2)推拿手法。舒筋通络,活血化瘀,松解粘连,滑利关节。

(1)部位及取穴:膝关节周围;鹤顶、内外膝眼、阳陵泉、血海、梁丘、伏兔、委中、承山、风市等穴位。

(2)手法:点、揉、按、弹拨、拿、擦、摇等法。

第七章 髋关节与大腿损伤快速康复

第一节 概 述

髋关节与大腿损伤是指由于运动不慎、外伤、退变等多种原因对髋关节内外骨质、肌肉、肌腱、神经和血管等组织造成一定程度破坏的疾病。根据发病的部位可分为关节内损伤与关节外损伤。关节内损伤常见的有股骨头缺血坏死、髋关节撞击综合征、髋臼盂唇损伤及髋臼或股骨头软骨损伤等。关节外损伤包括腘绳肌腱损伤、髂骨嵴损伤以及髋周骨折等。这些损伤可以影响人体下肢功能活动,故应尽早治疗,积极康复治疗。尽早康复的理念应贯穿始终。本章主要阐述股骨头缺血坏死与髋关节撞击综合征的康复。

第二节 股骨头缺血坏死的康复

股骨头缺血坏死是不同病因破坏了股骨头的血液供应造成的最终结果。股骨头缺血坏死可分为两类,一种是创伤性股骨头坏死,是由于各种创伤导致股骨头的血管受到损伤后引起闭塞,造成股骨头内部的骨质出现缺血坏死,关节软骨面出现塌陷等病理改变。另一种是非创伤性的股骨头坏死,通常指的是全身或局部的病变所导致的股骨头缺血性坏死,包括大剂量长时间使用糖皮质激素、长期酗酒、长期从事重体力劳动等,其中长期使用激素及酗酒是最常见的发病因素,其发病是一个渐进的慢性过程。本病儿童和青壮年多见,男性多于女性。

一、临床特点

(一)病史

创伤性股骨头坏死常有髋关节外伤史,或有长期激素使用或酗酒史。

(二)症状

1. 疼痛　髋关节或膝关节疼痛通常是股骨头缺血坏死最早出现的症状,随着疾病的发展可蔓延至腹股沟区。其疼痛性质为隐痛,急性发作时可出现剧痛,站立或行走时疼痛明显。

2. 活动受限　早期髋关节活动可无明显受限。随着疾病的发展可出现跛行,继而出现髋关节活动受限,以内旋及外展活动受限最为明显。

(三)体征

早期髋关节活动无明显受限。随着疾病的发展可有股内收肌压痛及髋关节活动受限出现。

（四）辅助检查

X 线下可在股骨头顶部持重区关节软骨下的骨质中发现 1~2cm 宽的弧形透明带，构成"新月征"；CT 在股骨头缺血坏死诊断方面的应用中可达到两个目的：一是发现早期微小的病灶；二是鉴别是否有骨的塌陷存在及判断其延伸的范围，从而对后期治疗方案的选择提供信息。MRI 或放射性核素扫描检查有助于本病早期诊断。

（五）临床分型

目前股骨头缺血坏死比较公认的分级是国际骨循环研究会分级法（association research circulation osseous，ARCO），具体分级标准如下。

0 期：骨组织活检符合骨缺血坏死，余均正常。

Ⅰ 期：X 线未见异常，核素显像或 MRI 阳性。

Ⅱ 期：X 线可观察到骨密度异常改变（骨硬化、局灶性骨质疏松或股骨头囊性改变等细微表现），无股骨头塌陷，核素显像及 MRI 阳性，髋臼无改变。

Ⅲ 期：X 线或 CT 断层扫描显示新月征。可分为ⅢA 期：新月征 <15% 或股骨头塌陷≤2mm；ⅢB 期：新月征 15%~30% 或股骨头塌陷 2~4mm；ⅢC 期：新月征 >30% 或股骨头塌陷 >4mm。

Ⅳ 期：X 线可见负重关节面塌陷，关节间隙狭窄、髋臼硬化，囊肿及骨赘形成。

二、康复评定

康复评定贯穿于康复的始末，在康复介入之前，康复评定可用于确定障碍的性质、范围、程度以及病因，并根据评定结果有目的地来制订康复治疗计划；康复治疗中，可根据康复评定的结果，逐步调整康复治疗的侧重方向；康复治疗计划完成后，进行有关的康复功能评定来确定功能恢复的状态及评价康复效果。

对股骨头缺血坏死的康复评定可从疼痛程度、关节活动度以及运动功能三个方面进行。可借助量表、影像学检查以及体格检查协助评定。

（一）疼痛评定

主要采用视觉模拟评分法（visual analogue scale，VAS）进行评定，具体方法如下：首先要求患者从 0 到 10 的 11 个点中选择最能代表其当前疼痛强度的数字，其中 0 代表无痛；1~3 代表轻度疼痛；4~6 代表中度疼痛；7~10 代表重度疼痛。

也可采用髋关节 Harris 评分量表，根据分期、股骨头坏死面积等对患者的疼痛程度与其他指标（包括日常功能活动表现、步态、关节活动范围等）同时进行分析评定。

（二）运动功能评定

股骨头缺血坏死在不同的发展阶段会导致不同程度的髋关节活动受限及障碍，对关节活动度、肌力的测量可以了解目前功能障碍的程度，为康复治疗、效果评价提供客观的指标。

1. 关节活动度　一般借用量角器进行测量。通过检查患髋关节活动度判断功能受限程度。髋关节活动方向包括屈伸、内外翻、内外旋和环转等活动。临床常进行患侧和健侧对比测量（图 7-1）。

2. 肌力检查　主要为徒手肌力检查。按照"徒手肌力检查评定标准"完成相应检查动作，判定肌肉的收缩力量。

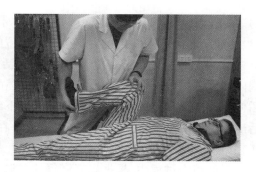

图 7-1　关节活动度检查

三、康复治疗

(一)康复目的

恢复股骨头血液供给,减轻疼痛,恢复髋关节活动范围,恢复患者日常生活能力与行走能力。

(二)康复方法

1. 术前康复

(1)健康宣教:医生对患者进行健康教育,使患者充分了解股骨头缺血坏死的病因及日常活动的注意事项,主动参与到康复治疗中,对存在焦虑、抑郁的患者要及时进行心理疏导,改善患者的心理状态、重建信心。患者的教育必须贯穿整个医疗过程中。

(2)护理指导:护理人员指导患者术前、术后正确的体位摆放、饮食管理、大小便训练、皮肤护理,教给患者及患者家属日常生活自理技术。

(3)功能训练指导:治疗师可指导患者进行简单髋关节活动度练习、臀中肌肌力练习,指导患者卧床进行简单的髋关节活动,以帮助患者尽早熟悉功能训练方式。

2. 手术治疗

(1)股骨头钻孔减压术:适用于Ⅰ、Ⅱ期患者,目的为降低股骨头骨内压,以期望改善股骨头血供,改善股骨头血运。

(2)带肌蒂或血管蒂植骨术:适用于Ⅱ、Ⅲ期患者,根据病情,可选择缝匠肌蒂骨块植骨术或旋髂深血管蒂骨块植骨术,既可降低股骨头骨内压,又通过植骨块对股骨头血管渗透以改善血供。

(3)血管移植术:适用于Ⅱ、Ⅲ期患者,先从股骨颈到股骨头钻 1 条或 2 条骨性隧道,再把游离出来的旋股外侧动、静脉血管支植入。

(4)人工髋关节置换术:适用于Ⅳ期患者,年龄最好在 50 岁以上,对年轻患者必须慎用。在股骨头置换和全髋置换术的选择上,最好选择全髋置换术,以避免或减轻术后疼痛,避免术后因髋臼被磨损而发生人工股骨头中心性脱位。

3. 术后功能康复训练

(1)卧床期训练:术后 1 周内主要以卧床训练为主。术后早期训练卧床排便,调整卧床体位以减少伤口受压,卧床期间定时翻身避免褥疮发生。训练每日 3 次,每次 5～10min。同时进行深呼吸和咳嗽训练,加强肺功能,预防坠积性肺炎。

(2)肌肉力量训练:肌肉力量训练是术后康复的核心。每日训练和长期坚持训练必不可少。股四头肌和伸髋肌的锻炼应该在手术后卧床期间即刻开始。术后渐进性抗阻力训练能够帮助患者术后恢复,减少疼痛。在卧床期间还可逐步进行仰卧位的髋关节外展活动训练。

（3）关节活动度训练:主要目的是恢复关节功能,保持关节的活动范围,帮助患者关节完成功能性活动。术后 6 周内在患者可耐受的情况下可以进行患髋的主动关节活动度锻炼,包括髋关节屈曲、外展、后伸练习,随后可逐渐在辅助工具的帮助下练习床旁站立及行走。

物理治疗能提高术后出院患者的恢复情况。无论在家中或是在康复治疗师指导下的康复均可取得效果。对于年轻、肌力良好且置换关节假体稳定的患者,负重时间可以适当提前。康复评估贯穿于术后康复的整个过程中,根据患者恢复情况调整康复训练内容,这样才能保证康复的疗效。

4. 非手术治疗

1）功能训练:指导患者进行股四头肌及腘绳肌等长收缩训练,直腿抬高（图 7-2）及大腿后伸抬高训练,治疗师对患侧髋关节进行屈曲、后伸、外展、内收等关节松动,维持髋关节正常活动度,每组 20 次,每日 2 ～ 3 次。

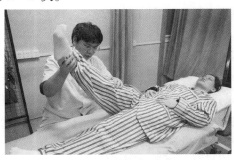

图 7-2　直腿抬高训练

2）药物治疗:应用药物治疗股骨头缺血坏死只适用于早期治疗,单纯运用药物并不能防止股骨头的塌陷。可选用抗凝、增加纤溶、扩张血管等药物,如低分子肝素、前列地尔等。也可应用抑制破骨和增加成骨的药物以限制坏死程度的发展,如磷酸盐制剂、美多巴等。视坏死情况,药物可单独使用,也可配合手术治疗应用。

3）物理因子疗法:物理因子疗法能改善髋关节局部血液循环,为股骨头提供充足的血液供给,促进新生骨组织的形成。常用的疗法包括冲击波疗法、高压氧治疗、脉冲磁场治疗等。

（1）冲击波疗法:有实验及临床研究证实冲击波能刺激血管再生,诱导骨生长,对骨重建方面作用明显,可减轻疼痛、改善功能。

（2）高压氧治疗:通过降低髓内压能够改善局部微循环,提高体内血液氧分压、氧饱和度,增加血氧弥散速率和有效弥散范围,使股骨头局部的氧含量显著上升,改善骨组织血液循环,减轻骨坏死程度,诱导血管新生。一般选择在 2 ～ 2.5 个大气压的高压环境下吸入纯氧,时长 100min,每日 1 次,连续进行 100d。

（3）脉冲磁场治疗:可加速新骨形成,降低骨吸收的速度,改善微循环,促进血管向坏死灶长入,促进成骨活性,可作为早期股骨头坏死治疗的辅助手段。

4）中国传统康复治疗。

（1）针灸治疗:针刺可有效改善髋关节周围局部肌肉痉挛,恢复血液供应,加强深层组织的血液循环,从而减轻患者疼痛,延缓骨质破坏的进程。

①主穴:阿是穴、环跳、阳陵泉。配穴:阳气不足型可配伍悬钟、关元、冲门、肾俞、肝俞、梁丘、承扶;气滞血瘀型可配伍足三里、三阴交、血海、太冲、太溪。②针灸方法:可用针刺法、电针法、温针灸等,留针20min,每日1次。

(2)推拿手法:推拿可以减少股骨头压力,促进局部骨组织修复,促进血液循环,防止股骨头塌陷,恢复坏死组织的血液供给,并能松解髋关节周围粘连软组织,使得其紧张状态得到解除,关节活动度得到恢复。

①主要手法:㨰法、按揉法、弹拨法、按压法等。②操作方法:患者取俯卧位,术者立于患侧,用掌跟部在臀肌做揉摩5min,然后用双手在下肢做揉法与掌指关节㨰法5min,再嘱患者侧卧位,令一助手立于患者前方,用双手固定对侧下肢,术者立于患者后方,一手按压患侧居髎穴,另一手使髋关节外展5~8次。再取仰卧位,屈膝并使髋关节屈曲外展外旋,术者用拇指指腹在局部肌腱从上到下弹拨5~8次(图7-3)。

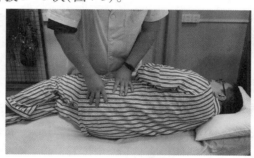

图7-3　推拿手法治疗

(3)中药疗法:中医药防治股骨头缺血坏死强调早诊早治和整体调节,根据中医证候遣方用药。以活血祛瘀、补肾健骨为基本防治大法,辅以通络止痛、健脾利湿等,根据患者的不同临床症候表现而选择具体的防治方法。

第三节　髋关节撞击综合征的康复

髋关节撞击综合征是指由于股骨近端和髋臼盂缘间解剖的异常或解剖正常但长期异常外力作用于髋关节,导致二者长期异常接触、碰撞,产生反复的微型创伤致使关节盂缘和关节软骨退变,从而引起一系列临床症状的疾病。髋关节撞击综合征又称"股骨髋臼撞击综合征"。本病多见于运动量较大的中青年人。

一、临床特点

1.病史　有外伤、脱位、退变、先天性髋发育不良或股骨髋臼撞击史。

2.症状　间断或持续性髋部疼痛,多伴髋关节活动受限。

3.体征　髋关节极度屈曲内旋或外旋可引发髋部疼痛,屈伸髋时可触及髋关节弹响。

二、康复评定

在康复介入之前,康复治疗中,康复治疗计划完成时,都应进行有关康复功能评定。

(一)关节活动度评定

髋关节撞击综合征会导致髋关节活动受限,其中主要在屈曲或屈曲内旋位活动受限。患侧髋关节运动范围与对侧对比测量,是最常用的关节活动度评定方法,一般用量角器进行测量。

(二)触诊

触诊髋关节附近骨和软组织以寻找压痛和(或)肿胀。触诊顺序为首先触诊髂前上棘、腹股沟、耻骨联合、大转子、坐骨结节等,随后触诊股内收肌、外展肌、髂腰肌和腹直肌。

(三)肌力评定

常用徒手肌力检查和器械检查。徒手肌力检查按照"徒手肌力检查评定标准"完成相应检查动作,判定肌肉的收缩力量。

(四)疼痛评定

主要采用视觉模拟评分法(VAS)进行评定。

(五)日常生活活动评定

主要选用 Harris 量表与 iHOT33 评分量表进行评定。Harris 量表可对髋关节疼痛、活动度、行走能力及功能四个方面进行临床检查评分。iHOT33 髋关节评分量表可准确反映髋关节疾患的程度,可对髋关节撞击综合征患者的日常生活、运动能力和心理、社会活动等方面进行评估。

三、康复治疗

(一)康复目的

恢复髋关节活动范围,保持髋部周围肌肉力量,恢复髋关节术后患者的日常生活工作能力。

(二)康复方法

1. 术前康复

(1)健康宣教:医生对患者进行健康教育,使患者充分了解病情,主动参与到康复治疗中,对存在焦虑、抑郁、逃避、恐惧心理的患者要及时进行心理疏导,改善患者的心理状态、重建信心。

(2)疼痛管理:对于会加重髋关节疼痛的因素应尽量避免,如坐得太低、椅子太软等,以防止出现髋关节的撞击导致关节内外的疼痛。

(3)护理指导:护理人员指导患者术后正确的体位摆放、饮食管理、大小便训练、皮肤护理,指导患者及患者家属正确的术后生活自理技术。

(4)功能训练指导:与治疗师合作,确保患者家中和(或)工作场所的设备(即可升高的马桶座、扶手、淋浴椅、座椅垫、穿袜辅助设备)方便患者使用,且在合适的位置。指导患者进行术前功能锻炼,以减轻疼痛。

2. 手术治疗

对于保守治疗无效或合并盂唇撕裂的患者多选用手术治疗,可选择开放手术或关节镜微创手术。两者均是通过切除股骨头颈结合部或髋臼处引起撞击的异常解剖结构来重建股骨头颈及髋臼边缘的轮廓以实现无撞击运动。

3. 术后功能康复训练

（1）术后 1~3 周。主要康复目标是减少术后疼痛，保护髋关节软组织的完整。可对髋关节使用轻柔的旋转活动以防止出现术后粘连，避免持续性的关节疼痛以及活动功能障碍。操作时应将疼痛控制在患者耐受范围内，康复手段包括固定式自行车、关节持续被动运动以及床上俯卧撑等。

（2）术后 3~6 周。主要康复目标是恢复髋关节活动度，恢复腰 – 骨盆核心稳定性。操作时应配合对肌肉的训练，为后期力量训练做准备。康复手段包括关节持续被动运动、肌肉能量技术等。

（3）术后 6~12 周。主要康复目标是恢复全髋关节的活动度，恢复肌肉控制与平衡能力。可适当解除辅助装置以逐步恢复正常关节负荷力以及正常步态。康复手段包括游泳、关节被动活动练习和肌力练习。

（4）术后 12~18 周。主要康复目标是恢复髋部与大腿肌肉的力量与耐力，恢复髋关节的稳定性。康复计划中训练的重点是提高运动质量，以平衡下肢移动性与稳定性为基础。康复手段包括全方位主动运动练习，髋部肌肉抗阻练习等。

（5）术后 18~24 周。主要康复目标是完全恢复髋部与大腿肌肉的力量与耐力。康复手段包括力量训练、有氧训练等。

4. 非手术治疗

1）功能训练。指导患者尽量减少髋关节活动的同时练习肌肉力量，争取恢复髋关节肌力平衡状态。具体方法如下。

（1）松解和拉伸过度紧张的肌肉。解决髋屈肌和其他髋部肌肉紧张的现象。可利用按摩泡沫轴进行自我筋膜松解，或通过静态拉伸增加肌肉柔韧性和延展性。

（2）加强不活跃的肌肉力量。可进行不活跃肌肉抗阻训练，增强肌肉力量，维持髋周肌肉平衡状态。

（3）进行整合性的功能训练。当局部问题得到改善后，通过综合性的、功能性的运动进行整体协调性功能训练。例如，蹲起加哑铃推举、弓箭步加哑铃推举等。

2）物理因子治疗。物理因子疗法能改善血液循环、消炎、消肿、减轻疼痛、减少粘连、防止肌肉萎缩及促进组织愈合。一般临床常采用的有超激光疗法、磁热疗法、超短波等疗法。

（1）超激光治疗：超激光治疗能松弛肌肉，抑制神经兴奋，阻断疼痛的恶性循环，加速组织活性物质的生成和疼痛物质的代谢。使用 C 型超激光探头照射双侧坐骨及骶尾部。输出功率 1320~1760mW，模式为连续照射模式，每次持续 7min，每日 1 次，14d 为 1 个疗程。

（2）磁热疗法（图 7-4）：磁热疗法具有持久镇痛作用，且能迅速改善机体微循环和组织代谢，提高致痛物质水解酶的活性，使致痛物质水解或转化。操作时将磁热板放置于双侧坐骨的位置，患者平躺于磁热板上，温度设置为 45℃，每次持续 20min，每日 1 次，14d 为 1 个疗程。

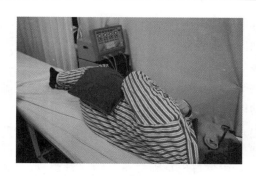

图 7-4　磁热疗法

（3）超短波治疗：超短波能到达深部组织，抑制感觉神经的传导，从而达到镇痛作用。超短波还能加速血液循环，使小血管持久扩张，促进炎症吸收，达到消肿止痛作用。操作时将一个电极板放置于臀部坐骨处，另一个放置于下腹部，两个电极板上下相对，每次 15min，每日 1 次，14d 为 1 个疗程。

3）中国传统康复治疗。

（1）针灸治疗：针刺诸穴位可促进髋关节周围肌群的活动及调节张力，使肌肉增强，提高髋关节稳定性，改善循环，增加血流供应，消除局部炎症反应，解除肌肉痉挛。

①主穴：环跳、风市、秩边、阿是穴。配穴：可配合针刺患侧坐骨及骶尾部、大腿、耻骨联合等。②针灸方法：可用针刺法、电针法、温针灸，留针 20min，每日 1 次。

（2）推拿手法：推拿手法能有效缓解腰部及髋关节周围肌肉痉挛，分离粘连，促进局部血液循环，改善新陈代谢，消除无菌性炎症，从而促进损伤组织的修复。腰椎关节松动和髋关节松动手法可达到纠正骨错缝的效果，使患者髋关节周围软组织得到充分的松解。主要手法：按法、揉法、弹拨法、点按法、掌推法及关节松动法等。

（3）中药熏洗疗法：将伸筋草、透骨草、威灵仙、千年健、海桐皮、炒莪术等中药煎好后，加入熏洗床水槽内，患者侧卧于熏洗床上，一次性中单垫衬在熏洗孔周围，患髋悬空于熏洗孔上方，每日 2 次，每次 30min，2 周为 1 个疗程。

第八章 腕与手部损伤快速康复

第一节 概 述

腕关节是人体手掌与前臂的连接结构,它的主要作用是使腕屈伸及前臂旋转。手是人体上最有特色的器官之一,有丰富的神经及血管,有着灵活的动态姿势。

腕关节及手部日常活动范围广,长期劳损可引起腱鞘的无菌性炎症,形成狭窄性腱鞘炎;此外,腕与手部外伤可造成不同程度的手部皮下组织、筋膜间隙、肌腱周围组织的损伤和神经、肌肉、血管的损伤,其中手部肌腱和周围神经的损伤最常见。

腕与手部损伤的治疗方法众多,狭窄性腱鞘炎和周围神经的卡压多采用非手术治疗;手部肌腱的损伤则多采用手术治疗,损伤后经手术修复的患者,也应进行系统康复治疗。

第二节 指屈肌腱狭窄性腱鞘炎的康复

指屈肌腱狭窄性腱鞘炎是一种常见的腱鞘疾病,多见于手部劳动较多人群,腱鞘因机械性摩擦引起慢性无菌性炎症改变,使患指局部疼痛,伸屈受限。

一、临床特点

(1)病史。有手部劳损病史。多见于妇女及手工劳动者,好发于拇指、中指、环指。

(2)症状。本病起病多缓慢,早期表现为掌指关节掌侧局限性酸痛,晨起、工作劳累后或寒冷因素刺激后加重,手部轻度活动或热敷后症状减轻,掌指关节及指间关节活动稍受限,随后疼痛可向腕部及手指远端放射。

(3)体征。随着腱鞘狭窄和肌腱变性增粗的发展,肌腱滑动困难,掌指关节掌侧压痛,并可扪及硬结,手指屈伸时有结节状物体滑动感及弹跳感,产生扳机样动作及弹响。可急性发作,严重时手指不能主动屈曲或交锁在屈曲位不能伸直。

(4)辅助检查。高频超声和 MRI 检查可用于辅助腱鞘炎的诊断,X 线检查可了解有无骨及关节结构的变化,需与风湿、类风湿、骨关节退行性病变等疾病相鉴别。

二、康复评定

(一)触诊

通过触诊感觉皮肤的温度、弹性、肿胀程度和软组织质地,以及检查皮肤毛细血管反应,判断手指的血液循环情况。

(二)关节活动度测量

使用量角器分别测量腕关节及手指的掌指关节和指间关节主动及被动的关节活动范围。

(三)肌力评定

检查方法有徒手肌力检查,握力、捏力计检查(图 8-1)。检查内容包括:手的握力,拇指分别与示指、中指、环指、小指的捏力,拇指、示指、中指三指同时的捏力,拇指与示指桡侧的捏力。

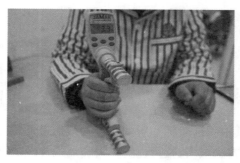

图 8-1　握力计检查

三、康复治疗

(一)康复目的

恢复掌指关节和指间关节活动范围,改善局部疼痛,促进损伤肌腱修复。

(二)康复方法

1. 功能训练

(1)对指拉伸练习:手臂放松,手掌打开,掌心向上;尽可能使拇指指尖与小指指尖对合,并维持姿势不动;每日 3 组,每组 10 次,每次对指坚持 6s。

(2)腕关节拉伸练习:借助健侧手帮助患侧腕关节进行拉伸练习。先压住患侧手背使腕关节尽量屈曲,维持姿势不动;再扳住患侧手掌或手指使腕关节尽量背伸,维持姿势不动;注意保持患侧肘关节处在伸直位;每日 3 组,每组 3 次,每次每个位置坚持 15 ~ 30s。

(3)腕关节屈曲练习:掌心向上,手握哑铃;腕关节从中立位 0°匀速屈曲至极限位后,再缓慢放松至起始位为一组;根据自己练习的情况可以适当增加哑铃重量;每日 3 组,每组 10 次(图 8-2)。无哑铃时可用灌水灌沙的饮料瓶代替。

(4)腕关节桡侧肌力练习:前臂静置于桌面上,手腕悬于桌沿外,手握 500g 重量哑铃,匀速向桡侧用力,使腕关节向桡侧运动,然后缓慢放松回到原位;尽量保持前臂不动,根据自己练习的情况可以适当增加哑铃重量;每日 3 组,每组 10 次。无哑铃时可用灌水灌沙的饮料瓶代替。

(5)腕关节背伸练习:掌心向下,手握哑铃;腕关节从中立位 0°匀速背伸至极限位后,再缓慢放松至起始位为一组;根据自己练习的情况可以适当增加哑铃重量;每日 3 组,每组 10 次(图 8-3)。无哑铃时可用灌水灌沙的饮料瓶代替。

(6)握力练习:用力抓紧橡皮球或橡皮圈,持续并维持姿势不动;每日 3 组,每组 10 次,每次坚持 5s。

（7）指簧练习：手指伸直,五指并拢;将指簧套套在五指上,尽可能使五指做分合运动;每日 3 组,每组 10 次(图 8- 4)。

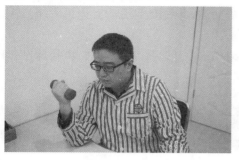

图 8-2　腕关节屈曲练习

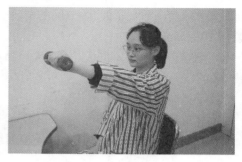

图 8-3　腕关节背伸练习

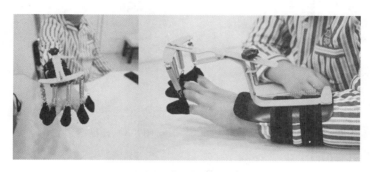

图 8-4　指簧练习

2. 物理因子治疗

为改善血液循环、消炎、消肿、减轻疼痛、减少粘连、防止肌肉萎缩及促进损伤愈合,应及时合理采用物理因子治疗。常用治疗手段包括热疗、电疗、光疗、磁疗、超声波(图 8-5)及离子导入法等。

（1）热疗法：火山泥、蜂蜡热敷等热疗法可以促进血液循环,改善关节活动。每次 15 ~ 20min,每日 1 次,10 次为 1 个疗程。

（2）中低频电疗法：SSP、经皮神经电刺激疗法等中低频电流刺激治疗可缓解肌肉痉挛、改善肌肉萎缩。每次 10 ~ 15min,每日 1 次,10 次为 1 个疗程。

（3）高频电疗法：微波、超短波等高频治疗可通过瞬态脉冲功率,透入肌体组织,达到活血、消肿、消炎、凝固、止血等作用。每次 10 ~ 15min,每日 1 次,10 次为 1 个疗程。

（4）光疗法：威伐光、红外光照射、低能量激光疗法等光疗可调节免疫力、消炎镇痛。每次 10 ~ 15min,每日 1 次,10 次为 1 个疗程(图 8-6)。

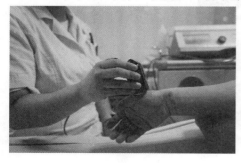

图 8 - 5　超声波治疗

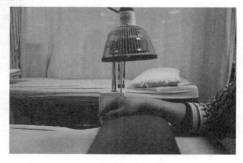

图 8 - 6　红外光照射

3. 作业治疗

（1）作业治疗师先对患者的患指进行局部按揉,然后在患者能忍受的疼痛范围内对患指进行被动的关节牵伸、屈伸、关节间的滑动、对指等活动,并在被动活动后让患者缓慢主动活动患指 10~15min。

（2）指导患者抓握不同大小、形状的物体持续 3min,可以从小到大,如乒乓球、网球、柱状物等。

（3）手指阶梯训练 3min。

（4）橡皮筋手指功能训练器 3min。

（5）拧瓶盖、上螺丝、上螺母、插铁棍训练 5~10min（图 8-7、图 8-8）。

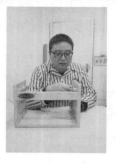 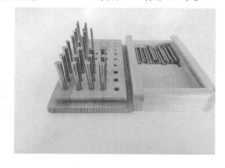

图 8-7　上螺丝　　　　　　　　图 8-8　插铁棍

4. 中国传统康复治疗

1）针灸:针刺诸穴位可促进指间关节周围肌群的活动,使肌肉收缩功能增强。电针则可有效刺激手肌肉的神经纤维,增强肌肉对刺激的兴奋性和收缩功能,改善疼痛和活动功能,加强肌群间的协调功能。

（1）主穴:选用阿是穴、阳溪、合谷、鱼际、列缺,随症加减。

（2）针灸方法:可用针刺法、电针法、温和灸等,留针 20min,每日 1 次。

2）推拿:推拿可舒筋活血、顺筋止痛。

常用手法:㨰法、按法、揉法、弹拨法、拔伸法、擦法等。作用于损伤肌腱处,每次治疗 20min 左右,每日 1 次（图 8-9）。

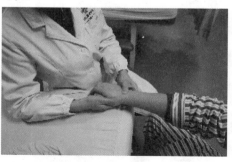

图 8-9　推拿手法治疗

第三节　手部肌腱损伤的康复

肌腱是肌腹两端的索状或膜状致密结缔组织,附着于骨骼上,起力传递的作用。肌腱是手部常见的损伤结构,近年来,肌腱损伤约占手部损伤总数的30%。损伤程度较轻者可行非手术治疗,损伤较严重者行手术治疗后再康复治疗。

一、临床特点

(一)病史

以运动性损伤为主,可由直接暴力外伤、间接暴力所致。

(二)症状

损伤后局部肿胀、疼痛、功能活动受限。

(三)体征

肌腱断裂后,相应的关节失去活动功能,并可出现畸形。后期可见肌肉萎缩、关节僵硬,抗阻力试验阳性。

(四)辅助检查

超声、MRI 检查能明确诊断。

二、康复评定

(一)手部外观检查

在进行手部检查时,首先应注意手及整个上肢的外观,再根据肢体外观的异常,进行有目的有重点的检查,检查要细致、全面、有针对性。重点检查内容包括:手部皮肤外观的检查,有无手的姿势及体位的改变,有无手部畸形,有无手部肿胀或萎缩。

(二)肌力评定

常用徒手肌力检查或使用握力计、捏力计、拉力计等计量器械检查。

(三)关节活动度的评定

用量角器与刻度尺进行测量,用于评定手指及手部各关节的活动情况,包括主动和被动关节活动度的测量,并进行左右两侧对比。

(四)手部肌腱功能评定

手指肌腱功能常用美国手外科学会和国际手外科学会1975年推荐的肌腱总活动度(total active motion,TAM)进行测定。肌腱总活动度 = 总关节屈曲度之和 − 各关节伸直受限之和。评定标准如下。优:活动范围正常,评分为4;良:TAM > 健侧75%,评分为3;可:TAM > 健侧50%,评分为2;差:TAM < 健侧50%,评分为1。

(五)手灵活性评定

包括孔插板试验(NHPT)、普渡手精细运动评定(PPT)、明尼苏达协调性动作测试(MMT)等(图8-10)。

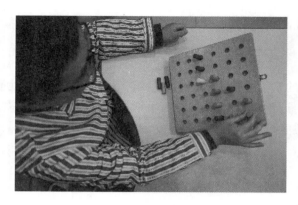

图 8-10　孔插板试验

（六）其他评定

除以上评定以外，还可以进行手部日常功能的评定、手部工作能力的评定等。

三、康复治疗

非手术治疗的患者以恢复腕、手部各关节的主动活动为主，可进行等张或等长收缩练习，以促进局部肌腱恢复，避免后期出现肌肉萎缩、关节挛缩。

经手术修复的患者，应逐渐进行恢复关节活动度的训练。

（一）康复目的

促进损伤组织修复，恢复关节活动范围，强化关节周围肌力，改善肌腱周围炎症。

（二）康复方法

1. 功能训练

1）屈肌腱损伤手术后的康复治疗。

（1）术后 0~4 周。术后用石膏把腕关节固定在屈曲 30°~40°，掌指关节屈曲 70°，指间关节伸直位 3 周。去除石膏后，在保护下练习关节活动。可以在伤指对应的掌指关节处安装引导橡皮筋方向的滑车，调节橡皮筋的长度和张力，使伤指放松的时候指间关节能完全屈曲，主动伸的时候手指背面可以贴到背侧挡板上。活动量要求如下：10 次/组，5 组/天。

（2）术后 5~6 周。此期重点是主动的轻抗阻活动。让患者做主动屈指活动时，治疗师用两个手指捏住患者的近节手指，保持掌指关节在伸直位，以消除手部蚓状肌屈曲掌指关节的作用，增加指屈肌腱的主动滑动范围。第 6 周基本允许患者手腕和指平放在桌子上，谨慎进行牵伸和轻抗阻活动，进行患指协调性的练习，如对掌、插板、串珠等动作练习。

（3）术后 7~12 周。为渐进抗阻训练期。7 周开始进行渐进抗阻力练习，例如使用不同强度的橡皮泥、海绵球练习抓握，以提高握力。

2）指伸肌腱损伤手术后康复治疗。

（1）术后 0~6 周。由挫伤引起的肌腱损伤或不超过关节面 1/3 的撕脱性骨折可以保守治疗，用低温热塑板把腕关节固定在过伸 15°~20°。固定期间要经常观察甲床的血供。每隔 2~3d 用同样的方法取下矫形器进行清洗和皮肤清洁，注意避免远侧指间关节（DIP）屈曲情况。固定期间注意保持近侧指间关节（PIP）的运动。

（2）术后 7~9 周。第 7 周后开始主动屈伸腕关节，如存在伸直活动度欠缺，则在夜间继续用矫形器固定到第 8 周。8～9 周开始进行腕关节关节屈曲被动活动,或采用屈曲型矫形器。

2. 物理因子疗法

(1)火山泥、蜂蜡热敷等热疗法可以促进血液循环,改善关节活动度。

(2)SSP、经皮神经电刺激疗法等中低频电流刺激治疗可缓解肌肉痉挛、改善肌肉萎缩。

(3)微波、超短波等高频治疗可通过瞬态脉冲功率,透入肌体组织,达到活血、消肿、消炎、凝固、止血等作用。

(4)威伐光、红外光照射、低能量激光疗法等光疗可调节免疫力、消炎镇痛。

3. 作业治疗

(1)屈指肌腱损伤术后 7～8 周:利用镊子、衣夹或橡皮泥进行对指练习。在伤后 9 周开始强化抗阻练习,增强肌力、耐力,第 12 周进行职业活动训练。

(2)伸指肌腱损伤术后 6～7 周:可以进行促进手指屈伸和内收外展的作业活动,如转移小件物品练习,抓纸球、转动核桃、书写练习等。7 周后,可以开始手指和腕同时屈曲的作业活动,如前臂放在斜板上,用手指移动跳棋等。若存在瘢痕影响肌腱滑动,可配合进行压力治疗和手法治疗。

4. 中国传统康复治疗

1)针灸:针刺诸穴位可促进关节周围肌群的活动,提高手部肌腱的稳定性。电针则可有效刺激手部肌肉和神经纤维,增强肌肉对刺激的兴奋性和收缩功能,从而恢复肌张力,改善疼痛和活动度,加强肌群间的协调功能。

(1)主穴:以阿是穴为主。辨证取穴加减:手太阴、手阳明经筋证配阳溪、列缺;手厥阴经筋证配大陵、内关;手少阳、手阳明经筋证配外关、阳池、合谷;手太阴经筋证配鱼际、太渊。

(2)针灸方法:可用电针法、温和灸等,留针 20min,每日 1 次。

2)推拿手法。

(1)损伤早期应避免使用推拿,防止加重软组织渗出和瘀血。

(2)损伤中期,推拿对缓解肢体局部的肿胀疼痛具有较好的作用,以按、揉为主,手法要轻柔、沉稳。

(3)损伤后期可用推、拿、按、揉、捻等手法为主,结合分筋法,手法宜重,可配合采用屈伸旋转手法,开始时手法要缓慢,活动范围应逐渐增大,避免造成局部的损伤。针对功能活动障碍,常用按、摩、推、擦四法,以消散瘀血凝滞,舒通经筋。

常用手法:捻法、按揉法、拔伸法、摇法、勒法、抹法、擦法等。

第四节　周围神经损伤的康复

周围神经(peripheral nerve)是指除嗅、视神经以外的脑神经、脊神经的总称。周围神经损伤是指周围神经丛、神经干或其分支受到外界直接或间接力量作用而发生的损伤。常见的周围神经损伤有臂丛神经损伤、尺神经损伤、桡神经损伤、正中神经损伤等。本节重点论述四肢损伤继发的尺神经损伤、桡神经损伤、正中神经损伤及腓总神经损伤。

一、临床特点

(一)尺神经损伤

尺神经由 C8、T1 脊神经组成。尺神经来自臂丛内侧束,沿肱动脉内侧下行,于上臂中段逐渐转向背侧,经肱骨内上髁后方的尺神经沟,向下穿过尺侧腕屈肌并发出分支至尺侧腕屈肌,然后于尺侧腕屈肌与指深屈肌间进入前臂掌侧,于尺侧腕屈肌桡侧深面至腕部,于腕上约 5cm 处发出手背支支配手背尺侧和小指和环指尺侧半背面的皮肤。尺神经本干下行于豌豆骨的桡侧,经屈肌支持带的浅面分为深浅 2 支,深支支配小鱼际肌、拇收肌、骨间肌及第 3、4 蚓状肌;浅支分掌皮支和终末浅皮支,掌皮支支配小鱼际表面的皮肤,终末浅皮支支配手掌尺侧面远端皮肤和小指、环指尺侧掌面的皮肤。

1. 病史　患肢常有压迫、牵拉、手术、外伤等病史。

2. 症状　尺神经支配区的感觉和功能活动障碍。

3. 体征　小鱼际肌、骨间肌萎缩,环指和小指远节指关节不能屈曲,手指分开、合拢受限,拇指不能内收,小指、环指掌指关节过伸,呈"爪形手"畸形。感觉障碍主要位于手掌面的尺侧部,小指和环指尺侧半,以及手背部的小指、环指和中指的一半。腱反射减弱或消失,Tinel 征阳性。

4. 辅助检查　神经电生理检查可判断神经损伤与否及损伤程度。

(二)桡神经损伤

桡神经由 C5～C8 神经组成。桡神经来自臂丛后束,在腋动脉之后,于肩胛下肌、大圆肌表面斜向后下,绕经肱骨后方桡神经沟至上臂外侧,沿肱三头肌外侧头下行。于肘上发出外支至肱桡肌和桡侧腕长伸肌,继之于肱桡肌与桡侧腕长伸肌之间进入前臂,分成深、浅两支。浅支与桡动脉伴行,在肱桡肌深面于桡骨茎突上 5cm 转向背侧,至手背桡侧半及桡侧两个半手指近节背面皮肤;深支又称骨间背侧神经,在进入旋后肌之前发出分支至桡侧腕短伸肌,穿经旋后肌并于其下缘分成数支,支配旋后肌、尺侧腕伸肌、指总伸肌、示指和小指固有伸肌、拇长展肌和拇长、拇短伸肌。

1. 病史　患肢常有外伤、手术、骨折、酒醉睡眠或极度疲劳后不良的睡姿史等。

2. 症状　桡神经支配区的感觉和功能活动障碍。

3. 体征感觉障碍　以手背第 1、2 掌骨间的皮肤最为明显。桡神经本干损伤时主要表现为不能伸腕、伸指,呈垂腕畸形。若桡神经损伤部位在前臂,主要表现是掌指关节不能背伸,拇指不能背伸和桡侧外展,无腕下垂症状。

4. 辅助检查　神经电生理检查可判断神经损伤与否及损伤程度。

(三)正中神经损伤

正中神经由 C6～T1 神经组成。正中神经发自臂丛内、外侧束的内、外侧两根,两根夹持腋动脉向下呈锐角汇合成正中神经干。在臂部,正中神经沿肱二头肌内侧下行,在肱动脉内侧与之伴行至肘窝。从肘窝向下穿旋前圆肌及指浅屈肌腱弓,于指浅屈肌与指深屈肌之间下行,发出分支支配旋前圆肌、指浅屈肌、桡侧腕屈肌、掌长肌。在旋前圆肌下缘发出骨间掌侧神经,沿骨间膜与骨间掌侧动脉同行于指深屈肌与拇长屈肌之间,至旋前方肌,发出分支支配上述三肌。其主干至前臂远端于桡侧腕屈肌腱与掌长肌腱之间,发出掌皮支,分布于掌心和鱼际部皮肤。然后经过腕管至手掌部发出分支,支配拇短展肌、拇短屈肌外侧头、拇指对掌肌和1、2蚓状肌,桡侧3个半手指掌面及远节指背的皮肤。

1.病史　患肢常有骨折(肱骨髁上骨折)、肘关节脱位、刀枪伤、腕部切割伤等病史。

2.症状　正中神经支配区的感觉和功能活动障碍。

3.体征　不能完成对指、捏物,手掌变平,拇指紧靠示指,呈"猿手"畸形。损伤时可见所支配的鱼际肌和蚓状肌麻痹,正中神经所支配的手部感觉障碍,特别是示、中指远节感觉消失。正中神经富有交感神经纤维,患者常表现为烧灼性疼痛。而高位损伤(肘上)时,同时可见其所支配的前臂肌麻痹,前臂不能旋前,屈肌群萎缩,屈腕力下降,拇指、示指不能屈曲。

4.辅助检查　神经电生理检查可判断神经损伤与否及损伤程度。

二、康复评定

周围神经损伤后,除了详细的病史采集和全身体格检查外,还必须进行一系列的康复评定。康复评定的目的在于正确判断神经损伤的部位、性质、程度,确定康复目标,制定康复计划,评价康复疗效,作出预后判断。

(一)形态观察

主要观察皮肤是否完整、肌肉有无肿胀或萎缩、肢体有无畸形、步态和姿势有无异常等。

(二)运动功能评定

1.肌力评定　常用徒手肌力检查法,按0~5级的肌力检查记录,并与健侧对比。当肌力达到3级以上时,也可用器械测试法,包括握力测试等。

2.关节活动范围测定　测量患肢各关节、各轴位的关节活动范围,包括主动、被动关节活动范围测定,并与健侧对比。

3.患肢周径测量　用尺测量受累肢体周径,并与其相对应的健侧肢体周径对比。

4.反射检查　主要包括肱二头肌反射、肱三头肌反射、桡骨膜反射等,检查时需患者充分合作,并进行双侧对比检查。

5.运动功能恢复等级评定　由英国医学研究会(BMRC)提出,将神经损伤后的运动功能恢复情况分为6级(表5-1)。此法简单易行,是评定运动功能恢复最常用的方法。

(三)感觉功能评定

感觉检查包括浅感觉(痛、温、触),深感觉(关节位置、震动)和复合感觉(数字识别、两点辨别、实体觉),还要根据病例特点询问有无主观感觉异常(异常感觉、感觉倒错)。目前临床上测定感觉神经功能多采用英国医学研究会(BMRC)1954年提出的评定标准六级法区别其程度。

(四)自主性神经功能评定

常用出汗试验。无汗表示神经损伤,从无汗到有汗则表示神经功能恢复,而且恢复早期为多汗。常用的方法为碘淀粉试验,即在患肢检查部位涂抹2.5%碘酒,待其干燥后再敷以淀粉,若有出汗则局部变为蓝色。

(五)神经干叩击试验(Tinel征)

Tinel征是指叩击损伤神经干,出现其支配皮区的放电样麻痛感或蚁走感,代表神经再生的水平或神经损害的部位。通过这一试验,可以测定神经再生的进度。

(六)周围神经电生理学评定

周围神经电生理检查对周围神经损伤的诊断具有重要意义,能较好地反映出神经肌肉所处的功能状态,对判断周围神经损伤的部位、范围、性质、程度和预后等均有重要价值。常用方法有:直流感应电测定、强度－时间曲线、肌电图检查、神经传导速度测定、体感诱发电位。

(七)手功能评定

包括抓、握、捏等。可采用 Caroll 功能评定法等。

三、康复治疗

周围神经损伤可根据神经损伤的具体情况采用手术或非手术疗法。神经完全断裂者需手术治疗,术后循序渐进地进行恢复关节活动度的训练。肢体闭合损伤所致的周围神经损伤大部分可以非手术治疗为主,强调肘、腕、手、踝关节的主动活动,可进行等长或等张性关节活动。

(一)尺神经损伤

1. 康复目的

(1)损伤早期:去除病因,消除炎症、水肿,减轻对神经的损害,预防关节挛缩畸形的发生。

(2)恢复期:促进神经再生、保持肌肉质量、增强肌力和促进感觉功能恢复,防止肢体发生挛缩畸形,最大限度地恢复其功能。

2. 康复方法

1)功能训练。

(1)损伤早期:损伤关节进行无痛范围的被动活动,每日至少 2 次,以保持受累关节正常活动范围,防止肌肉萎缩和关节僵硬。关节保持功能位,预防关节挛缩变形:可用掌指关节阻挡夹板,使掌指关节屈曲到半握拳状,以预防小指、环指掌指关节过伸畸形。进行手指的分合运动、伸直运动,第 5 指对掌被动运动和主动运动。神经吻合术后的患者,术后 2～3 周内避免进行牵拉神经的运动,必要时可采用夹板限制过度活动。

(2)恢复期:进行掌指关节和小指、环指掌指关节肌肉的被动运动、主动助力运动和主动运动、渐进抗阻、短暂最大负荷训练、等长收缩训练等,如:环指和小指远端指关节屈曲,拇指与其他手指的对指练习,患肢未受累区域关节的主动运动、抗阻运动等。

2)物理因子疗法。

(1)神经肌肉电刺激疗法:一般以阴极为刺激电极,将点状刺激电极置于患肌或患肌的运动点上,另一个较大的辅极置于肢体近端或躯干。肌肉收缩的次数以不引起过度疲劳为宜,每日 1 次。

(2)超短波疗法:板状电极,患处对置法,微热量,每次 10～15min,每日 1 次,15～20 次为一疗程。

(3)直流电离子导入疗法:对置法或并置法,每次 15～20min,每日 1 次,15～20 次为一疗程。

(4)超声波疗法:声头置于损伤肢体或手术伤口周围,接触移动法,强度 $0.5～1.5W/cm^2$,每次 5～10min,每日 1 次,10～15 次为一疗程。

音频电疗法、调制中频电疗法、生物反馈疗法、磁疗法、石蜡疗法、氦－氖激光、冲击疗法等对神经损伤的恢复均有一定的疗效。

3）作业疗法。

可编排一些有目的、有选择的活动，如木工、编织、泥塑等操作，增强患者的肌力、耐力和协调性。同时进行 ADL 训练，如练习洗脸梳头、穿衣、筷子夹物、伸手取物等动作。感觉过敏患者可采用脱敏疗法，鼓励患者使用敏感区，在敏感区逐渐增加刺激。可选用不同质地、不同材料的物品如棉花、毛巾、毛刷、沙子等刺激敏感区，刺激量逐渐加大，使之产生适应性和耐受性，刺激程度由弱到强，刺激物由软到硬。对感觉丧失患者可采用感觉重建的方法，将不同的物体放在患者手中，不靠视力帮助，进行感觉训练。

4）中国传统康复治疗。

（1）针灸治疗。①主穴：选取少海、通里、阴郄、神门、少府、少冲等，随症加减。②针灸方法：可强刺激法或电针等，留针 20min，每日 1 次。

（2）推拿手法：①常取肩井、肩髃、曲池、尺泽、手三里、内关和合谷等穴。②手法由近端到远端，强度以肌肉感觉酸胀为宜，瘫痪较重者用弹筋法和穴位推拿法，强刺激以得气为度。

（3）中药治疗：治宜活血化瘀，益气通络，方用补阳还五汤加减，亦可配合上肢损伤洗方熏洗外用。

（二）桡神经损伤

1. 康复目的

同"尺神经损伤"康复目的。

2. 康复方法

1）为保持关节功能位，预防关节挛缩变形，可使用伸腕关节固定夹板或动力型伸腕伸指夹板，维持腕关节背屈、掌指关节伸直、拇指外展位。进行腕关节背伸，前臂伸直旋后和手指被动运动、主动助力运动和主动运动，重点训练伸腕、伸指功能。

2）物理因子治疗。同"尺神经损伤"的物理因子治疗。

3）作业治疗。同"尺神经损伤"的作业治疗。

4）中国传统康复治疗。

（1）针灸治疗。①主穴：选取中府、侠白、尺泽、列缺、鱼际和少商等，随症加减。②针灸方法：可强刺激法或电针等，留针 20min，每日 1 次。

（2）推拿手法：①常取肩井、肩髃、曲池、尺泽、手三里、内关和合谷等穴。②手法由近端到远端，强度以肌肉感觉酸胀为宜，瘫痪较重者用弹筋法和穴位推拿法，强刺激以得气为度。

（3）中药治疗：治宜活血化瘀，益气通络，方用补阳还五汤加减，亦可配合上肢损伤洗方熏洗外用。

（三）正中神经损伤

1. 康复目的

同"尺神经损伤"。

2. 康复方法

1）为保持关节功能位，预防关节挛缩变形，可用掌指关节阻挡夹板，使掌指关节屈曲到半握拳状，以预防小指、环指掌指关节过伸畸形。进行手指的分合运动、伸直运动，第 5 指对掌被动运动和主动运动。

2）物理因子治疗。同"尺神经损伤"的物理因子治疗。

3）作业治疗。同"尺神经损伤"的作业治疗。

4）中国传统康复治疗。

（1）针灸治疗。①主穴：选取天泉、曲泽、郄门、间使、内关、大陵、劳宫和中冲等，随症加减。②针灸方法：可强刺激法或电针等，留针20min，每日1次。

（2）推拿手法：①常取肩井、肩髃、曲池、尺泽、手三里、内关和合谷等穴。②手法由近端到远端，强度以肌肉感觉酸胀为宜，瘫痪较重者用弹筋法和穴位推拿法，强刺激以得气为度。

（3）中药治疗：治宜活血化瘀，益气通络，方用补阳还五汤加减，亦可配合上肢损伤洗方熏洗外用。

第九章　肘及前臂损伤快速康复

第一节　概　述

　　肘关节是上肢的中心关节,由共同包裹在同一关节囊内的肱尺关节、肱桡关节、上尺桡关节及内外侧副韧带复合体组成,其连接着上臂与前臂,是维持手在空间中能够自由活动的重要结构。因此,肘及前臂在长期的日常活动中极易产生损伤。本章主要阐述网球肘与肘关节不稳的康复治疗。

第二节　网球肘的康复

　　网球肘,又称肱骨外上髁炎,是由于肘关节外侧前臂伸肌起点处的肌腱慢性损伤造成局部炎症反应而出现的临床综合征。高发于长期从事高强度手工作业的人群。目前,本病的康复手段是以中西医结合非手术治疗为主。

一、临床特点

(一)病史

有长期前臂旋前、旋后动作的劳损史。

(二)症状

肘关节外侧疼痛,在用力握拳、伸腕时症状加重,持重物困难。

(三)体征与特殊检查

1. 压痛点　肱骨外上髁及周围有压痛。

2. 腕伸肌腱牵拉试验(Mills 征)　患者肘关节伸直,握拳,屈腕,然后前臂旋前,此时肘外侧出现疼痛即为阳性。

3. 抗阻力伸腕试验　患者握拳屈腕,检查者以手按压患者手背,令患者抗阻力伸腕,出现肘外侧疼痛者即为阳性。

(四)辅助检查

X 线检查常无明显异常,偶可显示骨膜不规则,或骨膜外有少量钙化点出现,余无异常发现;高频超声能清晰显示肱骨外上髁及伸肌总腱的病变情况。

二、康复评定

(一)疼痛的评定

一般用视觉模拟评分法(Visual analogue scale,VAS)进行评定。

(二)其他评定

可参见网球肘的体征。

三、康复治疗

针对潜在发病人群,应当建议合理充分的休息,科学调整工作习惯,避免前臂的反复屈伸活动,同时配合全身及双上肢肩背肘腕的肌力训练,增强体质,防止损伤的发生。在发病后,则应当早诊断、早治疗,通过尽早的综合康复介入,使患者快速回归生活、回归社会。

(一)康复目的

消除局部无菌性炎症,缓解疼痛,恢复肘与前臂的日常功能活动。

(二)康复方法

1. 镇痛治疗

(1)非甾体抗炎药:布洛芬、尼美舒利等。

(2)局部封闭治疗:可用1%利多卡因加强的松龙做局部痛点封闭。

2. 功能训练　主要通过关节主动活动、牵伸放松和肌肉力量训练,保持关节活动度、减轻疼痛,从而加强关节的动态稳定性。

3. 物理因子治疗　可采用超声波、微波、激光照射、中频电疗、磁疗、蜡疗、红外线照射(图9-1)、冲击波治疗、SSP电刺激(图9-2)等治疗手段,改善局部血液循环、松解粘连以减轻疼痛、促进炎症因子的吸收。

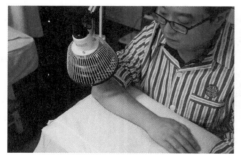

图9-1　红外线照射

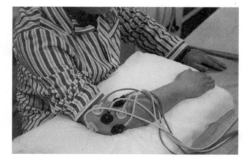

图9-2　SSP电刺激

4. 中国传统康复治疗

(1)针灸治疗。①主穴:选取阿是穴、肘髎、手三里、外关、曲池、合谷等,随症加减。②针灸方法:可用温针灸、电针法等,留针20min,隔日1次;也可梅花针叩击患处,再配合拔罐,3~4d一次。

(2)推拿手法。①主要手法:按揉法、弹拨法、擦法和关节活动法等(图9-3)。②手法操作部位:以肱骨外上髁及前臂桡侧痛点为主要施术区域。力度适中,每次治疗时间约20min。

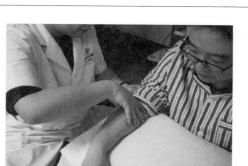

图 9-3　推拿治疗

第三节　肘关节不稳的康复

肘关节的稳定,依赖于骨性结构和周围关节囊、韧带提供的静力性稳定及关节周围肌肉提供的动力性稳定。肘关节不稳常见于先天性发育异常、骨折脱位术后以及长期慢性劳损导致的动力性损伤。

一、临床特点

(1)病史　有肘关节创伤史、手术史或劳损史。

(2)症状　活动肘关节时局部疼痛,甚者出现关节弹响、绞锁等。症状出现的机制与不稳的类型有关:外翻不稳者症状主要在肘外翻时出现;肘后外侧旋转不稳者则出现于前臂旋后并同时伸肘时。

(3)体征　局部压痛,肘关节畸形,功能障碍。

(4)辅助检查　肘关节正侧位 X 线可发现骨性结构异常改变。内翻、外翻应力 X 线检查可观察外侧或内侧韧带断裂后关节间隙的变化,对诊断意义较大;CT 检查可进一步帮助诊断 X 线难以发现的病变;MRI 检查用于肘关节不稳定的诊断及治疗方案的制定;超声检查能判断内侧副韧带的情况。

二、康复评定

(一)关节活动度评定

一般用角度尺进行测量,包括肘关节的屈曲、伸展及前臂的旋前、旋后。必要时需患侧和健侧对比测量。

(二)疼痛的评定

一般用视觉模拟评分法进行评定。

（三）Mayo 肘关节功能评分标准（MEPS）（表9-1）

表9-1　Mayo 肘关节功能评分标准（MEPS）

功能评价内容	得分
疼痛(45 分)	
无疼痛	45
轻度疼痛:偶尔疼痛	30
中度疼痛:偶尔疼痛,需服止痛药,活动受限	15
重度疼痛:丧失活动能力	0
运动功能(20 分)	
运动弧在 100°以上	20
运动弧在 50°～100°	15
运动弧在 50 °以下	5
稳定性(10 分)	
稳定:没有明显的内翻、外翻、不稳	10
中度不稳:内外翻不稳 <10°	5
明显不稳:内外翻不稳 >10°	0
日常活动(25 分)	
梳头	5
吃饭	5
个人卫生	5
穿衬衣	5
穿鞋	5
最高得分	100
优:90 分以上;良:75～89 分;中:60～74 分;差:小于60 分	

三、康复治疗

肘关节不稳的治疗在于正确判断损伤情况,尽可能地修复关节的骨性结构及韧带等稳定结构,早期进行功能锻炼。若术中关节稳定结构修复后仍不稳,可在外固定支架固定下早期活动。慢性不稳保守治疗无效时应进行手术治疗。

（一）康复目的

恢复肘关节活动范围,保持肘部周围及肌肉力量,恢复肘关节日常生活工作能力。

（二）康复方法

1. 手术治疗　对于肘关节脱位、骨折时伴有肘关节的关节囊及周围韧带严重损伤和撕裂的患者,建议行手术治疗。所有的结构修补后仍然存在肘关节不稳者可采用外固定支架固定。术后康复方法可参见非手术治疗。

2. 非手术治疗

1）功能康复训练。

（1）早期进行肌肉舒缩及远端关节功能锻炼：张手握拳锻炼（图9-4，图9-5），张手与握拳各停留5～10s，10次为1组，每日3组，同时需联合腕关节的运动；肩关节锻炼，在允许的情况下最大限度地全范围锻炼肩关节；肘关节活动度锻炼，分为屈曲（图9-6）和伸展（图9-7）的锻炼。锻炼后，立即冰敷15～20min，以防止肿胀发生，若关节出现肿胀或疼痛，且伴有皮肤发热的情况，应进行2次冰敷。

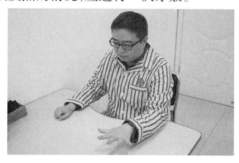

图9-4　张手锻炼

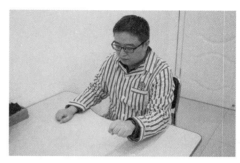

图9-5　握拳锻炼

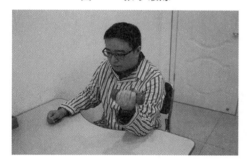

图9-6　肘关节屈曲锻炼

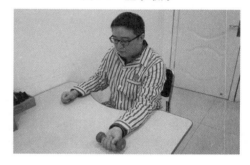

图9-7　肘关节伸展锻炼

（2）中期进行肘关节主动功能锻炼：在完成上述运动后，逐渐增加主动屈伸的活动量，还应增强动作幅度及次数。强化肌力，包括肱二头肌肌力练习和肱三头肌肌力练习。

（3）后期进行肘关节被动与主动功能锻炼：指导患者借助外力或自主进行肘关节伸屈、外展、内收及肘关节外旋运动。

2）物理因子治疗：具有镇痛、促进局部血液循环、软化瘢痕、松解粘连及消散炎症与其残留浸润硬结作用。常用治疗手段包括低频脉冲电疗、蜡疗、超声波治疗等。

3）中国传统康复治疗。

（1）针灸治疗。针灸可治疗关节粘连的机理，一是针刺刺激兴奋肌细胞，改变肌细胞的电生理活动，增强肌肉活动，二是针刺提高了患部的痛阈值，从而使患者能在针刺后主动或被动增加关节活动度，恢复关节的功能。①主穴：选取曲泽、曲池、少海、手三里、合谷等穴，随症加减。②针灸方法：可用温针灸、电针法，留针20min，隔日1次。

（2）推拿手法。①常用手法：按法、揉法、牵伸法等。②取穴与部位：少海、尺泽、天井、曲池、手三里、曲泽及肘关节周围和肱二头肌、肱三头肌腱起止处。

第十章 颈肩腰腿痛快速康复

第一节 概 述

颈肩腰腿痛其实是一种俗称,它实际上是多种运动系统疾病的总称。凡是由于骨骼、肌肉急慢性损伤及无菌性炎症引起颈肩腰腿部疼痛、肿胀、运动功能受限为主要症状的疾病,单独发作或联合发病,均可称为颈肩腰腿痛病。

随着社会发展,单纯由于重体力工作引发的颈肩腰腿痛已经不常见,而由长期伏案工作、不正确的体育锻炼和运动方式,各种骨质退行性变化引发的颈肩腰腿痛,已成为发病率最高的临床常见疾病,大多数人在生命过程中都会发生此病。

常见颈肩腰腿痛病包括肩袖损伤、肩周炎、颈椎病、下腰痛等,其治疗方法以非手术治疗为主,一般预后良好,少数非手术治疗无效且有明确手术指征的患者,可考虑手术治疗。

第二节 肩袖损伤的康复

肩袖是包绕在肱骨头周围的一组肌腱复合体,由肩胛下肌腱、冈上肌腱、冈下肌腱和小圆肌腱组成,这些肌腱将肱骨头稳定在肩胛盂上,以维持肩关节的稳定性和灵活性。冈上肌是肩袖的薄弱点,当肩关节在外展位做急骤的内收活动时,容易发生断裂且不易愈合。根据损伤程度分为肌腱炎症、部分断裂和完全断裂。肌腱炎症多采用非手术治疗,完全断裂或经非手术治疗无效者需行手术治疗,术后应积极进行康复治疗。

一、临床特点

(一)病史

一般有急性外伤史或积累性劳损史。

(二)症状

早期以肩关节疼痛为主要症状,疼痛呈间歇性,夜间痛甚,不能卧向患侧,疼痛部位以三角肌区及肩前方为主;中期患者疼痛加重,常呈持续性,肩峰和肱骨大结节处疼痛明显;后期会出现肩关节功能障碍、肌肉萎缩等症状。

(三)体征

肱骨大结节与肩峰间压痛明显,外展、上举活动受限。

(四)特殊检查

落臂试验、撞击试验、疼痛弧试验阳性。

（五）辅助检查

X 线片可显示肌腱有无阴影及肱骨头与肩峰的距离是否变窄；MRI 检查对肩袖损伤的诊断具有重要作用。

二、康复评定

康复评定贯穿于康复的始末，在康复介入之前，康复评定可用于确定障碍的性质、范围、程度以及病因，并根据评定结果有目的地制订康复治疗计划；康复治疗中，可根据康复评定的结果，逐步改进康复治疗的侧重方向；康复治疗计划完成后，进行有关的康复功能评定来确定功能恢复的状态。

（一）关节活动度评定

一般用量角器测量肩关节屈伸、内收、外展、内外旋等方向的活动度，必要时需进行患侧和健侧对比测量。

（二）疼痛的评定

通常用 VAS 法评定疼痛的程度。

（三）肌力评定

常用徒手肌力检查法进行肌力评定，判定肌肉的收缩力量。

（四）肢体围度测量

用无弹性的皮尺测量患侧上臂肢体的围度，与健侧结果进行比较。了解有无三角肌、肱二头肌、肱三头肌的肌肉萎缩。

（五）手术指征

根据影像检查，判断肩袖撕裂断端与股骨头附着点距离大小的 DeOrio 和 Cofield 分型是判断手术指征的常用方法。

三、康复治疗

（一）康复目的

减轻疼痛，改善肩关节活动范围，防止肩关节及周围组织粘连、肌肉萎缩，促进肩关节功能恢复。

（二）康复方法

1. 手术治疗　肩袖肌腱损伤较重或完全断裂者应尽早手术治疗，可选择微创关节镜下治疗或小切口开放手术修补破裂的肩袖，术后压迫包扎，随即用三角巾悬吊（图 10-1）。

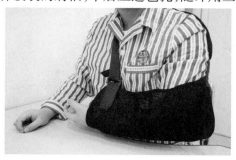

图 10-1　三角巾悬吊

2. 术前康复

（1）健康宣教：医生对患者进行健康教育，使患者充分了解病情，主动参与到康复治疗中，对存在焦虑、抑郁的患者要及时进行心理疏导，改善患者的心理状态、重建信心。整个医学治疗过程中，健康教育应贯彻始终。

（2）疼痛管理：指导患者局部制动，避免刺激疼痛部位，防止肿胀的发生。疼痛剧烈的患者，可适当口服非甾体类药物或痛点药物封闭治疗。

（3）康复指导：康复医师、手术医师、治疗师和护士应召开团队会议，严格患者的日常生活管理，对患者的康复训练持续性进行监督，指导患者术前术后的生活医学常识，加速康复治疗恢复过程。

（4）功能训练指导：治疗师可指导患者进行简单的肩、肘关节活动度练习、肌力练习，以帮助患者术后尽早开始功能训练。

3. 术后功能训练　参见非手术治疗的功能训练部分。

4. 非手术治疗

1）石膏固定。对肩袖部分断裂的患者，可先采用石膏将肩关节固定在外展、前屈、外旋位 3～4 周。在疼痛允许的情况下，应尽早开始肩关节主动功能训练。

2）功能训练。石膏固定或手术后次日，应即开始腕关节及手指关节的主动屈伸活动，可借助握力球进行练习。初期以肩关节的被动运动为主，防止废用性肌肉萎缩和关节粘连，可配合钟摆练习、耸肩练习等肩关节被动运动练习，随后根据患者病情进行内收、外展、上举等肩关节被动关节活动度练习（图 10-2）。中期解除制动后以肩关节的主动前举练习（图 10-3）为主，继续加强关节活动度练习，增加肩关节各方向抗阻肌力训练，并逐渐增加负荷，如哑铃（图 10-4）、提重物等。后期在肩关节活动度和肌力训练较好的基础上，患者可以选择游泳等体育活动以训练整个肩部肌肉的协调性。

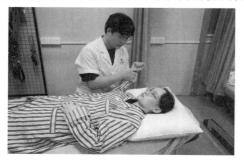

图 10-2　被动关节活动度练习

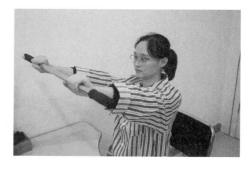

图 10-3　肩主动前举练习

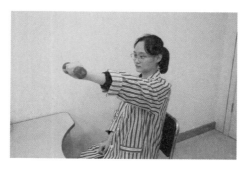

图 10-4　哑铃训练

3）物理因子治疗。物理因子疗法具有改善局部血液循环、消除炎症与组织水肿、减轻疼痛、解除肌肉痉挛及防止粘连等作用,应及时合理采用物理因子治疗。

（1）温热疗法:包括湿热敷、蜡疗等,放置于患侧肩部,每次 20～30min,每日 1 次,10 次为 1 个疗程。

（2）超声波疗法:声头置于患侧肩部,接触移动法,强度 0.5～1.5W/cm^2,每次 5～10min,每日 1 次,10 次为 1 个疗程。

（3）激光疗法:包括脉冲激光、高能量激光等,垂直照射患肩,以有舒适温热感为宜,每次 15～20min,每日 1 次,10 次为 1 个疗程。

（4）低、中频电疗法:将电极片贴敷于患侧肩部周围,根据病情需要选择处方,输出强度以患者耐受为度,每次 15～20min,每日 1 次,10 次为 1 个疗程。

（5）微波疗法:辐射器距离皮肤 2～10cm,采用中等剂量温热感,每次 10～15min,每日 1 次,10 次为 1 个疗程。

（6）磁疗:将磁垫放置于患侧肩部,每次 20min,每日 1 次,10 次为 1 个疗程。

4）中医传统康复治疗。

（1）针灸治疗:针刺诸穴位可以加快局部血液循环,刺激肩部肌肉的神经纤维,增强肌肉对刺激的兴奋性和收缩功能,促进肩关节周围肌群的活动及张力,加强肌群间的协调功能,提高肩关节稳定性。①主穴:选用肩前、肩髃、肩髎、臑俞、外关、合谷等;辨证加减:风寒夹湿型加风门、风池、阴陵泉等;瘀血阻滞型加肩贞、阳陵泉、条口等;气血亏虚型加气海、关元、足三里等。②针灸方法:可用针刺法、电针法、温针灸等,留针 20min,每日 1 次。

（2）推拿治疗:为防止病情加重,推拿治疗时手法宜轻柔,被动运动范围由小到大,严格遵循循序渐进的原则。常用手法:㨰、按、揉、点、拨、摇、抖、擦等手法（图 10-5）。

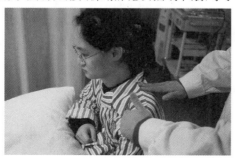

图 10-5　肩部推拿治疗

第三节　肩周炎的康复

肩关节是一个典型的球窝关节,缺乏良好的骨性制约,因此肩关节的每一种体位都需要关节囊周围的肌肉、肌腱、韧带等多处不同的软组织参与以维持其运动功能和关节的稳定。

在日常生活中,肩关节活动较为频繁,且需要承受上肢的重力和肩关节大范围运动时的牵拉等,容易引起局部损伤和劳损而发病。也可因体内激素水平的降低,或受到风寒湿邪的侵袭影响而发病。肩关节周围炎病名是一个广义范围,按发作病因不同,仍可细分为多种疾病。由于好发于 50 岁左右的中老年人,故有"五十肩""冻结肩""肩凝症"等称呼。肩周炎根据病理过程可分为凝结期、冻结期和解冻期(或分为疼痛期、僵硬期和恢复期),其治疗方法主要是非手术治疗,同时配合肩关节功能训练。若得不到有效的治疗,肩部疼痛和功能障碍会使患者生活质量明显下降。

一、临床特点

(一)病史

一般起病缓慢,有外伤、劳损、或受寒凉刺激史,好发于中老年人。

(二)症状

以逐渐加重的肩关节疼痛和活动障碍为主症,常因天气变化或劳累诱发。疼痛昼轻夜重,或钝痛,或刀割样痛,可向颈部及上肢放射。

(三)体征

在肩关节周围可触到相应的压痛点,压痛点多在结节间沟、喙突、肩峰下滑膜、冈上肌附着点、三角肌附着点等处。肩关节各个方向的主被动活动范围均减少,以外展、外旋活动受限明显。病程迁延可出现冈上肌、三角肌等肌肉萎缩。

(四)特殊检查

肩关节粘连者,搭肩试验阳性;合并肩关节脱位者,搭肩试验、直尺试验阳性;合并肩袖损伤者,落臂试验、疼痛弧试验、冈上肌腱断裂试验、前屈内旋试验、前屈上举试验阳性;合并肱二头肌长头腱炎或滑脱者,肱二头肌抗阻力试验阳性。

(五)辅助检查

X 线片多无明显异常,病程久者可见骨质疏松,肌腱、韧带钙化;MRI 检查可以确定肩关节周围结构信号是否正常,是否存在炎症,可以作为确定病变部位和鉴别诊断的有效方法。

二、康复评定

参见"肩袖损伤"的康复评定。

三、康复治疗

(一)康复目的

减轻疼痛,改善肩关节活动范围,保持肩部周围的肌肉力量,恢复肩关节日常生活工作能力。

(二)康复方法

1.镇痛治疗 急性期疼痛剧烈的患者,可适当口服非甾体类药物,或将糖皮质激素和局部麻醉药的混合液进行局部封闭注射治疗,可以有效减轻疼痛,缓解肌肉紧张。

2.关节松动术 凝结期因疼痛剧烈,多采用麦特兰德(Maitland)第Ⅰ级手法,在肩关节活动的起始端小范围松动。冻结期因关节活动受限,多采用麦特兰德(Maitland)第Ⅱ、Ⅲ级手法,在肩关节活动范围内大幅度松动,两者以是否接触关节活动的中末端来区分。对于并发肩关节脱位或严重骨质疏松症的患者应慎用或不用。

3. 功能训练 在疼痛基本缓解后或能够忍受的范围内,应积极进行关节功能的被动训练、主动-辅助训练及主动训练,加强患肩内旋、外旋、外展、环转等主动运动,同时注重肩部肌群力量的锻炼。可根据患者病情选择钟摆运动、桌面手臂滑动、外展外旋牵伸、手指爬墙等练习,后期也可借助肩梯、肩轮、吊环、拉力器等进一步增加肩关节活动度。

4. 物理因子治疗 物理因子治疗具有改善局部血液循环、消除炎症与组织水肿、减轻疼痛、解除肌肉痉挛及防止粘连等作用,应及时合理采用物理因子治疗。

(1)温热疗法:包括湿热敷、蜡疗等,放置于患侧肩部,每次 20~30min,每日 1 次,10 次为 1 个疗程。

(2)超声波疗法:声头置于患侧肩部,接触移动法,强度 0.5~1.5W/cm²,每次 5~10min,每日 1 次,10 次为 1 个疗程。

(3)激光疗法:包括脉冲激光、高能量激光等,垂直照射患肩,以有舒适温热感为宜,每次 15~20min,每日 1 次,10 次为 1 个疗程。

(4)低、中频电疗法:将电极片贴敷于患侧肩部周围,根据病情需要选择处方,输出强度以患者耐受为度,每次 15~20min,每日 1 次,10 次为 1 个疗程。

(5)微波疗法:辐射器距离皮肤 2~10cm,采用中等剂量温热感,每次 10~15min,每日 1 次,10 次为 1 个疗程。

(6)磁疗:将磁垫放置于患侧肩部,每次 20min,每日 1 次,10 次为 1 个疗程。

(7)体外冲击波疗法(图 10-6):弹道式冲击波可以通过治疗探头的定位和移动,精准治疗肩部激痛点区域,频率 12Hz,每次冲击 2000 次,1 周 1 次。

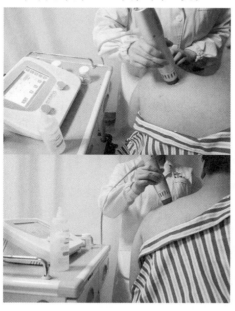

图 10-6 冲击波治疗

5. 中国传统康复治疗

1)针灸治疗。

(1)主穴:选取肩髃、肩髎、肩贞、肩前、阿是穴等穴。辨证加减:风寒湿痹型加风门、风池、曲池、阴陵泉;瘀血阻滞型加阳陵泉、条口;气血亏虚型加气海、关元、足三里。

（2）针灸方法:可用温针灸、电针法、拔罐等,留针 20min,每日 1 次。

2）推拿治疗:疼痛期患者的推拿治疗以减轻疼痛为主,采用轻柔手法,以加快血液淋巴循环,促进无菌性炎症的吸收和消散;僵硬期和恢复期患者的推拿治疗以改善肩关节功能为主,可用较重手法,并着重配合关节各方向的被动运动,以松解粘连、滑利关节,促进关节功能的恢复。

常用手法:㨰、按、揉、拿、点、弹拨、扳、摇、拔伸、抖、擦等手法。

3）传统运动疗法:可选择练习太极拳、八段锦、易筋经等中医传统运动,使肌肉得到缓慢有序地收缩和舒张,改善血液循环和组织代谢,增强局部肌群力量,促进肩关节功能的恢复。

第四节　颈椎病的康复

颈椎病,又称颈椎综合征,指颈椎间盘退行性改变造成继发性骨质增生、项韧带钙化,刺激或压迫颈神经、椎动脉、脊髓或交感神经等组织而引起相应的临床症状和体征。本病以往多见于 40 岁以上中老年患者,但随着工作和生活方式的改变,颈椎病发病年轻化。非手术治疗是颈椎病的首选,绝大多数患者经综合康复治疗后效果显著。经非手术治疗无明显改善者或严重的脊髓型颈椎病具有手术指征者,可选择手术治疗,术后积极进行康复治疗。

一、临床特点

根据受累组织和结构的不同,颈椎病主要分为颈型、神经根型、椎动脉型、脊髓型、交感神经型和混合型 6 种类型。

（一）颈型颈椎病

1.病史　有反复落枕史,多在夜间或晨起时发病,具有自然缓解和反复发作的倾向,好发于青壮年。

2.症状　平素颈部肌肉酸胀、疼痛、僵硬,可牵扯至整个肩背部,急性期疼痛剧烈常伴有头颈部屈伸转侧活动受限。

3.体征　颈椎棘旁、肩背部肌肉可有压痛,急性期颈椎活动受限明显。

4.辅助检查　X 线检查可正常,或仅有颈椎生理曲度改变,少有骨赘形成。

（二）神经根型颈椎病

1.病史　一般起病缓慢,有长期伏案工作史。

2.症状　早期可出现颈部疼痛和颈部僵硬,典型症状是上肢放射性疼痛和麻木感,呈阵发性或持续性,且范围与受累神经根的支配区域相一致。病情发展可出现上肢沉重,酸软无力,持物易坠落。部分患者颈部无明显疼痛感,但出现头晕、耳鸣、耳痛、握力减弱及肌肉萎缩。

3.体征　颈部僵直、活动受限,颈椎棘旁、肩背部肌肉可有压痛,可触及条索状或结节状阳性物,腱反射异常,肌力减弱。

4.特殊检查　椎间孔挤压试验、臂丛神经牵拉试验阳性。

5. 辅助检查　X 线片可见颈椎生理曲度改变,椎间隙或椎间孔变窄,伴有骨质增生。CT 或 MRI 检查提示神经根受压。

（三）椎动脉型颈椎病

1. 病史　可有猝倒发作史。

2. 症状　颈痛和颈部僵硬,可伴有恶心呕吐、视物模糊、耳鸣或听力下降。严重时发生猝倒,但意识清醒。

3. 体征　颈部僵直、活动受限,寰枕、寰枢关节两侧可有压痛,位置性眩晕(头部转向健侧时头晕加重)。

4. 特殊检查　旋颈试验阳性。

5. 辅助检查　X 线片显示节段性不稳定或钩椎关节增生。经颅多普勒超声检查可显示椎基底动脉血流情况,有较好的诊断价值。

（四）脊髓型颈椎病

1. 病史　起病缓慢,多有慢性劳损史,好发于中、老年人。

2. 症状　颈部疼痛不明显、活动受限,四肢麻木、无力、沉重感,胸腹部可有束带感,下肢可有烧灼感、冰凉感,行走不稳,有足踩棉花感,手部精细动作差,部分患者可出现大、小便失禁。

3. 体征　颈部多无体征。病变水平以下,浅感觉减退,深感觉多正常,肢体肌张力增高,肌力减退,浅反射减弱或消失,腱反射活跃或亢进。

4. 特殊检查　霍夫曼征、巴宾斯基征阳性。

5. 辅助检查　X 线片可见椎体后缘骨质增生;CT 或 MRI 检查显示颈段脊髓受压变形、信号改变。

（五）交感神经型颈椎病

1. 病史　起病缓慢,多有慢性劳损史。

2. 症状　可见头痛或偏头痛,伴有头晕、眼花、耳鸣、心率加快或减慢、心前区隐痛、恶心呕吐、血压变化、肢体发凉、皮温肤色改变、汗出异常等一系列交感神经症状。

3. 体征　颈部活动时症状明显加重,按压颈椎棘突间或椎旁小关节出现压痛,可诱发心率、心律、血压等的变化。

4. 辅助检查　X 线片显示颈椎节段性不稳定或退变。

（六）混合型颈椎病

混合型颈椎病为以上所述两种或两种以上类型颈椎病症状同时出现。常以某一类型为主,其他类型不同程度地合并出现,病变范围不同,其临床表现也各异。

二、康复评定

康复评定贯穿于康复的始末,在康复介入之前,康复评定可用于确定障碍的性质、范围、程度以及病因,并根据评定结果有目的地制订康复治疗计划;康复治疗中,可根据康复评定的结果,逐步改进康复治疗的侧重方向;康复治疗计划完成时后,应进行有关的康复功能评定来确定功能恢复的状态。

（一）颈椎活动度评定

常用量角器测量颈椎前屈、后伸、侧屈、旋转等方向的活动度。

(二)肌力评定

常徒手检查颈部肌力,必要时检查四肢肌力。

(三)疼痛的评定

通常用 VAS 法评定疼痛的程度。

(四)日常生活活动能力的评定

通过 ADL 评定了解患者生活自理能力,指导患者康复治疗。

(五)感觉功能评定

通过对浅感觉异常部位的评定,大致可判断病变的椎体节段(表 10 - 1)。

表 10 - 1 颈髓神经感觉关键点

脊髓颈神经	感觉关键点	脊髓颈神经	感觉关键点
C2	枕骨粗隆	C3	锁骨上窝
C4	肩锁关节的顶部	C5	肘前窝的外侧面
C6	拇指	C7	中指
C8	小指		

(六)颈椎功能状态评定

常用颈椎功能障碍指数(neck disability index, NDI)评定各型颈椎病患者的颈椎功能状态,还可选用脊髓型颈椎病的功能评定(JOA17 分评定法)和颈椎病脊髓功能状态评定法(40 分法)评定脊髓型颈椎病患者的脊髓功能状态。

三、康复治疗

(一)康复目的

减轻疼痛,改善颈部功能活动,保持颈部周围的肌肉力量,恢复颈部日常生活工作能力。

(二)康复方法

1. 手术治疗

经非手术治疗无明显改善、严重的神经根或脊髓受压者,可选择手术治疗,以解除对脊髓或神经根的严重压迫,重建颈椎的稳定性。常见的手术方法有微创手术和开放手术,前者包括射频消融术、颈椎间孔镜手术等,后者包括颈椎前路减压术、颈椎后路减压术和颈椎前后路联合减压术等,术后康复方法可参照非手术治疗内容。

2. 术前康复

(1)健康宣教:医生对患者进行健康教育,使患者充分了解颈椎病的自我防护方法,注意颈部保暖,避免长时间保持一个姿势工作或学习,适当活动颈部,选择合适高度的枕头等,对存在焦虑、抑郁的患者要及时进行心理疏导,改善患者的心理状态、重建信心。

(2)疼痛管理:观察患者疼痛部位及肢体麻木无力的变化,及时评估疼痛等级,教会患者减轻疼痛的方法,疼痛剧烈的患者可适当口服非甾体类药物或痛点药物封闭治疗。

(3)护理指导:护理人员指导患者术后正确的体位摆放、饮食管理、大小便训练、皮肤护理,教给患者及患者家属生活自理技术。

（4）功能训练指导：指导患者进行简单颈椎活动度练习、肌力练习及床上肢体功能练习，指导颈椎前路手术患者进行气管、食管推移训练，指导颈椎后路手术患者进行俯卧位卧床训练，以帮助患者术后尽早开始功能训练。

3. 术后功能训练

（1）术后 1 周。为初始恢复阶段，以床上锻炼为主，改善关节活动度，防止关节僵硬、挛缩畸形或骨质疏松，增强肌力训练，促进功能恢复。术后需佩戴颈托，制动和保护颈椎，在不引起伤口明显疼痛的情况下，进行翻身训练、握拳训练、屈伸肘关节训练、双下肢直腿抬高训练、足跟滑移屈膝训练等，随后逐渐增加肩关节屈伸、外展、外旋运动训练，颈部等长收缩训练，以及起坐训练。

（2）术后 2～4 周。为调整适应阶段，在床上锻炼的基础上进行离床锻炼。在起坐自由后，开始上下轮椅、站立及平衡训练，下肢随意动作未恢复前主要依靠上肢及腰背肌、辅助器进行下肢活动，加强下肢稳定性。随后逐渐可增加耸肩环转训练、桥式运动、"空中"骑自行车以及背靠墙站立等训练。

（3）术后 4～8 周。为强化训练阶段，在调整适应阶段的基础上增加抗阻进行强化训练，增加靠墙静蹲及步行训练。在站立稳定后，先扶拐行走，然后由专人保护进行行走锻炼。

（4）术后 9～12 周。为生活常态阶段，在强化训练阶段的基础上继续肌力的训练和下肢关节活动范围训练，并逐渐增加训练强度。

4. 非手术治疗

1）功能训练。

（1）颈椎活动度训练：嘱患者做缓慢的头部前屈、后伸、侧屈及旋转等运动，尽量达到最大范围，以改善颈椎活动范围。

（2）颈部肌力训练：在颈椎活动度训练的基础上，增加一定的阻力，使患者做抗阻力训练，以提高颈部肌群的肌力。

2）物理因子治疗。物理因子治疗具有改善局部血液循环、消除炎症与组织水肿、减轻疼痛及解除肌肉痉挛等作用，应及时合理采用物理因子治疗。

（1）温热疗法：常使用湿热敷放置于颈部，每次 20～30min，每日 1 次，10 次为 1 个疗程。

（2）超声波疗法：声头置于颈部，接触移动法，强度 0.5～1.5W/cm²，每次 5～10min，每日 1 次，10 次为 1 个疗程。

（3）激光疗法：包括脉冲激光、高能量激光等，垂直照射颈部，以有舒适温热感为宜，每次 15～20min，每日 1 次，10 次为 1 个疗程。

（4）低、中频电疗法：将电极片贴敷于颈部，根据病情需要选择处方，输出强度以患者能耐受为宜，每次 15～20min，每日 1 次，10 次为 1 个疗程。

（5）微波疗法：辐射器距离皮肤 2～10cm，采用中等剂量温热感，每次 10～15min，每日 1 次，10 次为 1 个疗程。

（6）磁疗：将磁垫放置于颈部，每次 20min，每日 1 次，10 次为 1 个疗程。

3）牵引疗法。临床常用坐位枕颌布带牵引法（图 10-7），不能坐位牵引或病情较重时可用卧式牵引。根据不同患者情况调节牵引角度，通常为 0°～30°，可选用间歇牵引或连续牵引，或两者相结合，间歇牵引的重量一般为自身重量的 10%～20%，连续牵引则应适当减轻牵引的重量。初始重量可从 3～4 kg 开始，后逐渐增加。连续牵引 20min，间歇牵引 20～

30min 为宜,每日 1 次,10～15d 为 1 个疗程。

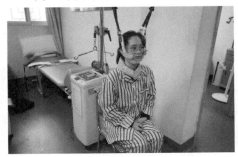

图 10-7　枕颌布带牵引

4)矫形支具。常采用颈围、颈托,主要用于固定和保护颈椎,防止颈椎过度运动,矫正颈椎的异常力学关系,减轻颈部疼痛、减轻脊髓水肿等。颈托也多用于颈椎骨折、脱位患者,但应避免不合理长期使用,以免导致颈部肌肉无力及颈椎活动受限。

5)中国传统康复治疗。

(1)针灸治疗:针灸具有解除肌肉和血管痉挛,改善局部血液循环,减轻疼痛,促进功能恢复等作用。①主穴:选取颈夹脊、天柱、后溪、阿是穴等。辨证加减:风寒痹阻者加风门、风府;气滞血瘀者加膈俞、合谷、太冲;痰湿阻络者加丰隆、脾俞;肝肾不足者加肝俞、肾俞;气血亏虚者加脾俞、足三里。②针灸方法:可用温针灸、电针法、拔罐等,留针 20min,每日 1 次。

(2)推拿治疗:推拿治疗具有促进局部血液循环,缓解肌肉紧张与痉挛,改善关节活动范围,调整滑膜嵌顿和小关节紊乱等作用,适用于除严重的脊髓型颈椎病以外的各型颈椎病。推拿治疗颈椎病对手法的要求较高,不同类型颈椎病的手法差异较大。

常用手法:按、揉、点、拿、弹拨、摇、拔伸、扳等(图 10-8)。

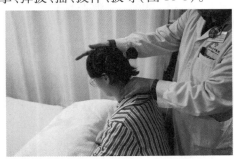

图 10-8　颈部推拿治疗

(3)传统运动疗法:可选择练习太极拳、八段锦、易筋经等中医传统运动,使肌肉得到缓慢有序地收缩和舒张,改善血液循环和组织代谢,增强局部肌群力量,促进颈椎功能的恢复。

第五节 下腰痛的康复

下腰痛是指下背部、腰骶部和臀部的疼痛或不适感,可伴或不伴有下肢放射痛。下腰痛不是一个独立的疾病,而是骨科、运动医学和康复医学中许多常见疾病的共有症状,一半以上的患者初次发作4~8周内可以自愈,但复发率高达85%。临床上根据发病原因将其分为损伤性下腰痛、退行性改变、炎症与肿瘤性疾病和其他疾患,大多数患者为急慢性损伤及脊柱退行性改变所致,且经非手术治疗后可以得到较好的康复效果。

一、临床特点

(一)病史

可根据性别、年龄、职业等做出不同的初步判断,如青少年多考虑外伤、炎症、肿瘤等;中年人长期从事体力劳动者多考虑慢性劳损、外伤和椎间盘突出;老年人多考虑椎间盘突出、椎管狭窄、骨质疏松及肿瘤等疾患。女性患者应考虑盆腔疾病,绝经后妇女应考虑骨质疏松症。

(二)症状

以腰部疼痛、肌肉僵硬、腰椎活动受限为主要症状,可以是单纯局限于腰部的疼痛,也可以向臀部或下肢放射,不同疾患表现的疼痛有不同的性质特点,常见的有酸痛、胀痛、钝痛或刺痛等。还可出现不同的伴随症状,如神经根受压者可出现下肢的麻木和感觉异常;椎管狭窄者可出现间歇性跛行;马尾综合征除单侧或双侧下肢的疼痛、麻木症状外,还可出现尿潴留或失禁;强直性脊柱炎患者可出现晨僵、活动后缓解等症状;结核患者可有低热、盗汗等症状。

(三)体征

腰部肌肉痉挛、活动受限,下背部、腰骶部、臀部等部位可有压痛,注意患者行走的步态、腰部有无畸形、局部有无红肿热痛、腰椎的活动度、跖趾肌力改变、腱反射改变、皮肤感觉改变等。

(四)特殊检查

不同疾患可有不同的特殊检查阳性表现,神经根受压者可出现直腿抬高试验及加强试验、屈颈试验、挺腹试验阳性;梨状肌综合征患者可出现梨状肌紧张试验阳性;腰骶部疾患可出现骶髂关节试验阳性;骶髂关节病变可出现骨盆分离试验、骨盆挤压试验、"4"字试验阳性。

(五)辅助检查

1. 实验室检查 在下腰痛的诊断中起重要作用,如白细胞数量增多,尤其是中性粒细胞比例增高提示有炎症的存在,多考虑感染的可能;抗链球菌溶血素(ASO)、RF 阳性时多考虑类风湿性关节炎或其他自身免疫性疾病;HLA－B27 阳性多考虑强直性脊柱炎。

2. 影像学检查 可以确认病损的部位和发病原因等,X 线检查可以发现椎体的骨折、脱位、肿瘤等;CT 检查可以发现椎间盘突出、椎管狭窄、椎管内占位病变等;MRI 检查可以观察脊髓的情况以及软组织内的病变等。必要时可辅以肌电图检查、组织病理检查等。

二、康复评定

康复评定贯穿于康复的始终,在康复介入之前,康复评定可用于确定障碍的性质、范围、程度以及病因,并根据评定结果有目的地制订康复治疗计划;康复治疗中,可根据康复评定的结果,逐步改进康复治疗的侧重方向;康复治疗计划完成后,应进行有关的康复功能评定来确定功能恢复的状态。

(一)腰椎活动度评定

常用量角器测量腰椎前屈、后伸、侧屈、旋转等方向的活动度。

(二)肌力评定

常徒手检查腰部及双下肢肌力,比较双侧足大趾背伸及跖屈的肌力。

(三)疼痛评定

通常用 VAS 法评定疼痛的程度。

(四)日常生活活动能力评定

通过 ADL 评定了解患者生活自理能力,包括卧位翻身、起坐、站立、行走、弯腰、举物等项目的评定,指导患者康复治疗。

(五)感觉功能评定

通过对浅感觉异常部位的评定,大致可判断病变的椎体节段(表 10-2)。

表 10-2 脊髓腰神经感觉关键点

脊髓腰神经	感觉关键点	脊髓腰神经	感觉关键点
L1	T12~L1 中点	L2	大腿前中部
L3	股骨内上髁	L4	内踝
L5	足背第三跖趾关节处		

(六)腰椎功能状态评定

常用下腰痛评定表(JOA score)或 Oswestry 功能障碍指数(ODI)评定下腰痛患者的腰椎功能状态。

三、康复治疗

(一)康复目的

减轻疼痛,改善腰部功能活动,保持腰部周围的肌肉力量,恢复腰部日常生活工作能力。

(二)康复方法

1. 手术治疗 腰椎椎管狭窄或巨大椎间盘突出物造成严重神经根压迫者、马尾神经综合征、椎管内占位病变及脊柱结核、骨折、严重椎体滑脱、椎体严重不稳等,需行手术治疗,以解除对脊髓或神经根的严重压迫,重建腰椎的稳定性,术后康复方法可参照非手术治疗内容。

2. 术前康复

(1)健康宣教:医生对患者进行健康教育,使患者充分了解下腰痛的自我防护方法,注意腰部保暖,保持正确的腰部姿势和体位,适当活动腰部,选择软硬适中的床垫等,对存在焦虑、抑郁的患者要及时进行心理疏导,改善患者的心理状态、重建信心。

（2）疼痛管理:观察患者疼痛部位及肢体麻木无力的变化,及时评估疼痛等级,教会患者减轻疼痛的方法,疼痛剧烈的患者可适当口服非甾体类药物或痛点药物封闭治疗。

（3）护理指导:护理人员指导患者术后正确的体位摆放、饮食管理、大小便训练、皮肤护理,教给患者及患者家属生活自理技术。

（4）功能训练指导:指导患者进行简单腰椎活动度练习、肌力练习及床上肢体功能练习,指导腰椎后路手术患者进行俯卧位卧床训练,以帮助患者术后尽早开始功能训练。

3. 术后功能训练

（1）术后 1 周:术后患者无明显疼痛的情况下即开始早期训练,保持患者腰部平直,被动抬腿 30°~60° 并保持 15s,并辅以踝关节旋转和屈伸运动。手术后次日,可增加患者自行翻身训练和直腿抬高运动。术后 3 日,可通过蹬自行车的方式训练患者下肢屈伸活动。

（2）术后 2~4 周:可开始核心肌力训练,主要在床上进行四肢活动及腰背肌锻炼,包括挺腹训练、"五点式"腰背肌训练（图 10-9）、"三点式"腰背肌训练（图 10-10）等。

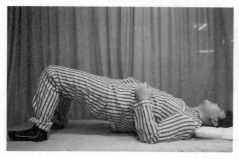

图 10-9　"五点式"腰背肌训练

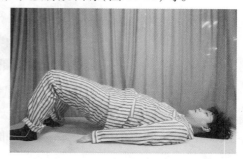

图 10-10　"三点式"腰背肌训练

（3）术后 4~8 周:以增强肌肉强度为主,可下床进行步行及适度的活动,包括仰卧位腰背抬高训练、腰背后伸运动及腰椎屈曲练习,从坐位开始腰椎屈曲,逐渐增加幅度直至达到生理活动范围。

4. 非手术治疗

1）功能训练。

（1）腰椎活动度训练:可扩大躯干的活动范围,提高身体运动的协调性,常用的腰椎活动度训练包括脊柱小角度前屈、后伸、侧弯、旋转环转腰部活动,蹲 – 站 – 挺运动,屈膝屈髋训练等。

（2）腰部肌力训练:分为腰背肌训练和腰腹肌训练,常用的腰背肌训练方法有俯卧位"飞燕式"、仰卧位"五点式"和"三点式"腰背肌训练等,常用的腰腹肌训练有仰卧起坐训练、下肢肌肉等长等张收缩训练、直腿抬高训练等。

2）物理因子治疗:物理因子治疗具有改善局部血液循环、消除炎症与组织水肿、减轻疼痛及解除肌肉痉挛等作用,应及时合理采用物理因子治疗。

（1）温热疗法:常使用湿热敷放置于腰部,每次 20~30min,每日 1 次,10 次为 1 个疗程。

（2）超声波疗法:声头置于颈部,接触移动法,强度 $0.5~1.5W/cm^2$,每次 5~10min,每日 1 次,10 次为 1 个疗程。

（3）激光疗法:包括脉冲激光、高能量激光等,垂直照射颈部,以有舒适温热感为宜,每次

15～20min，每日 1 次，10 次为 1 个疗程。

（4）低、中频电疗法：将电极片贴敷于颈部，根据病情需要选择处方，输出强度以患者耐受为度，每次 15～20min，每日 1 次，10 次为 1 个疗程。

（5）微波疗法：辐射器距离皮肤 2～10cm，采用中等剂量温热感，每次 10～15min，每日 1 次，10 次为 1 个疗程。

（6）磁疗：将磁垫放置于腰部疼痛部位，每次 20min，每日 1 次，10 次为 1 个疗程。

3）牵引疗法。按照不同重量及作用时间分为慢速牵引和快速牵引，目前临床多采用安全性高、不良反应较少的屈膝屈髋仰卧位慢速牵引（图 10-11），牵引重量一般为自身体重 40%～70%，急性期不超过 10min，慢性期一般 20～30min，每日 1 次，10 次为 1 个疗程。

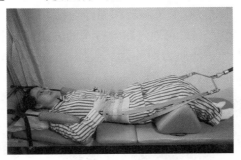

图 10-11　腰椎牵引

4）矫形支具。常使用护腰带（图 10-12），主要用于制动和保护腰椎，防止腰椎过度运动，缓解与改善椎间隙的压力状态，减轻腰椎承重、腰部疼痛和脊髓水肿等，多用于腰椎压缩性骨折、腰椎滑脱、腰椎术后以及各种腰部软组织损伤急性期患者，但应避免不合理长期使用，以免导致腰部肌肉无力及腰椎活动受限。

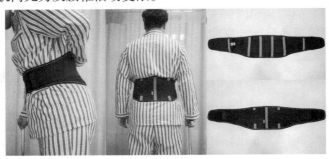

图 10-12　护腰带

5）中国传统康复治疗。

（1）针灸治疗：针灸具有解除肌肉和血管痉挛，改善局部血液循环，减轻疼痛，促进功能恢复等作用。①主穴：选用肾俞、大肠俞、阿是穴、委中等。辨证加减：寒湿腰痛加腰阳关、命门；湿热腰痛加阴陵泉、三阴交；瘀血腰痛加膈俞、血海；肾虚腰痛加大钟、太溪。②针灸方法：可用温针灸、电针法、拔罐等，留针 20min，每日 1 次。

（2）推拿治疗：推拿治疗具有促进局部血液循环，缓解肌肉紧张与痉挛，改善关节活动范围，重建软组织与脊柱力学平衡等作用。急性期手法不宜过重，缓解期手法可适当加重，对小关节紊乱、滑膜嵌顿者可加用整复类手法以纠正关节错缝。

常用手法:滚、按、揉、推、点、弹拨、扳等手法(图 10 – 13)。

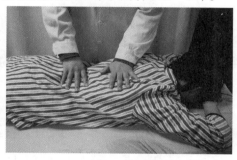

图 10-13　腰部推拿手法

　　(3)传统运动疗法:可选择练习太极拳、八段锦、易筋经等中医传统运动,增强腰腹部及下肢肌肉力量,矫正肌力的不均衡,扩大躯干的活动范围,提高身体运动的协调性,促进腰椎功能的恢复。

第十一章 风湿与代谢骨病的处理

第一节 风湿性关节炎的康复

风湿性关节炎(rheumatoid arthritis,RS)是一种由乙型溶血性链球菌感染所致的急性或慢性结缔组织炎症,属于变态反应性疾病。反复发作可累及心脏。风湿性关节炎临床以肌肉和关节的游走性酸胀疼痛为特征,受累关节多为膝、踝、肩、肘、腕等大关节,多以急性发热及关节疼痛起病。病变局部呈红、肿、热、痛等炎性表现,若风湿炎性影响心脏,则可发生心肌炎,甚至遗留心脏瓣膜病变。

一、临床特点

(一)病史

风湿性关节炎是风湿热的一种表现,多有溶血性链球菌感染病史,约半数患者在发病前会出现呼吸道感染、丹毒等,起病急骤,以青少年多见。非典型患者可反复发作,发热或仅有关节酸痛症状,炎症消退后关节功能可以完全恢复。

(二)症状

以游走性的关节红肿、热痛为特征,常由一个关节转移至另一个关节,也可以几个关节同时发病,成人症状较儿童明显。在炎症感染期大部分患者会有不规则的轻中度发热症状,常伴有心率加快,大量出汗等,部分患者也可伴有腹痛、面色苍白、周身乏力、食欲减退等。

(三)体征

1. 关节晨僵 患者晨起或休息较长时间后,关节呈胶粘样僵硬感,活动后方可缓解或消失。晨僵在类风湿关节炎中最为突出,可以持续数小时,在其他关节炎则持续时间较短。

2. 关节压痛 往往出现在有疼痛的关节,是滑膜炎或周围软组织炎的体征,其程度因炎症轻重不同而异。可由关节腔积液或滑膜肥厚所致。骨性增生性肥大则多见于骨关节炎。

3. 关节畸形和功能障碍 关节丧失其正常的外形,且活动范围受到限制,如膝不能完全伸直,手的掌指关节有尺侧偏斜,关节半脱位等。关节畸形的发生率较低,约为10%。

(四)辅助检查

1. 自身抗体检查 抗核抗体谱、类风湿因子、抗中性粒细胞胞浆抗体(ANCA)、抗磷脂抗体等对风湿性关节炎的诊断有重要作用。

2. 关节液检查 外观混浊,白细胞计数增高,蛋白增高,糖正常或减低,IgG、IgM 增高,补体下降,细菌培养阴性。

3. X 线检查 早期无明显骨质变化,仅见软组织肿胀。随病情发展可见骨质疏松、骨膜破坏、关节间隙变窄,关节下囊性变,关节融合强直以及关节半脱位。

4. CT 及 MRI 扫描 可早期发现关节骨质破坏、骨髓水肿。

5. 病理组织检查 有助于鉴别不同病因所致关节炎病变。

二、康复评定

（一）疾病活动性评定

应结合病史，血液生化病理检查，记录风湿性关节炎的症状，找出关节损害、关节外表现以及影像学上可观察到的破坏表现等客观证据，同时评估疾病的活动性，如果晨僵时间和疲劳时间延长、关节检查发现活动性滑膜炎，提示患者处于病情活动期。

（二）其他评定

包括关节活动度、VAS 疼痛评分、肌力评定、ADL 能力分析等。

三、术前康复

（一）健康宣教

对患者进行健康宣教，充分告知病情及疾病起病特点，急性炎性期通常持续 2～4 周便可消退，发病后一般不留关节畸形等，并且提示患者定期筛查，预防病因。

（二）护理指导

护理人员应正确指导患者发病前后的疾病护理，严防天气、过敏原等疾病诱发因素。

（三）功能训练指导

训练者指导患者积极进行各关节活动度训练，主动参与康复治疗。

四、康复治疗

（一）康复目的

缓解关节疼痛，促进渗出液吸收，恢复关节功能。

（二）康复方法

1. 功能训练 对于风湿患者，功能训练是为了维持和恢复关节的功能，但训练的要求与方法应根据体质、年龄、性别不同而各异。如在急性发作期全身症状明显或关节严重肿胀，此时应卧床休息，严重者可休息 1～2 周，中度可休息 5～7d，注意手足关节的功能位置，一旦病情缓解，即可做一些床上的功能锻炼，如关节屈伸运动。病情稳定后，可开始下床活动，缓步行走。具体的关节训练方法如下。

（1）肩关节：患者直立，两脚分开与肩同宽，上肢由前向后或由后向前作环转运动 20 次；两上肢向前伸直向两侧外展、然后内收紧抱双肩 20 次。

（2）肘关节：肘关节尽量伸直，然后屈曲，反复 20 次；上肢伸直，握拳做前臂旋前旋后运动 20 次。

（3）腕关节：腕关节做屈伸动作 20 次；以前臂为轴，握拳做顺时针及逆时针旋转各 20 次。

（4）膝关节：两脚并拢，半蹲，双手扶膝，双膝向左右各旋转 20 次；双手扶膝做蹲、起动作 20 次。

（5）踝关节：两脚分开与肩同宽，以右腿支撑体重，左脚尖着地，左踝关节做环转运动 20 次，然后右脚做相同运动 20 次，双腿并拢做抬脚跟运动 20 次。

2. 物理因子理疗

（1）特定电磁波谱（TDP）：TDP 具有消炎、镇痛、提高免疫力，改善微循环的作用。照射方法：采取患病关节局部照射，灯距皮肤 30～40cm，每次照射 1 小时。每日 1 次，每 10 日为 1 个疗程。

（2）风湿治疗仪：根据病情选用中药水煎浓汁作导入剂，用风湿治疗仪常法操作，直流电透入，通过药离子作用于病变部位，达到消炎止痛，化瘀通络之目的。每日治疗 1 次，每次 20～30min，10 次为 1 个疗程。

（3）紫外线疗法：可全身照射加关节照射再配合应用抗风湿药物治疗，全身照射按基本强度进行，有调节免疫功能，能降低过高的体液免疫功能，使免疫球蛋白减少。

（4）直流电离子导入疗法：氯化钙阳极导入；水杨酸钠阴极导入。

3. 中国传统康复治疗

1）针灸治疗：针刺可以疏通经络、调和气血、扶正祛邪以及调和阴阳。温针灸其艾绒燃烧的热力通过针身传入体内，热力直达病所，能更好地发挥针与灸的作用，祛除关节内寒湿之邪，促进关节功能恢复。针刺针法以平补平泻为主。

（1）主穴：阿是穴、足三里、三阴交、脾俞、肾俞等。辨证取穴加减：大肠腧、命门、太溪、气海、合谷等。

（2）针灸方法：可用针刺法，留针 20min，每日 1 次。

2）推拿治疗：可以直接加速局部气血运行，通畅经络通道，改善肌肉、筋骨、关节等组织营养状态，调整机体内部平衡，而且在局部施以多种不同手法，可牵拉理顺筋腱和肌纤维，舒展肌肉筋络，解除肌肉痉挛。

常用手法：指按法、拔伸法、抖法等。

第二节　类风湿关节炎的康复

类风湿关节炎（rheumatoid arthritis，RA）是一种以关节疼痛肿胀、僵硬变形为主要临床表现的慢性全身性疾病。本病后期致畸率高，严重影响着患者的生活质量。类风湿关节炎主要累及有滑膜覆盖的外周关节，病变部位常呈对称性分布，本病任何年龄均可发病，发病率一般随年龄增长而增加，约80%的患者为女性。我国成人的患病率约为0.28%～0.41%。病因不明，目前认为RA属于自身免疫性疾病，除免疫因素外，遗传因素也不可忽略。

一、临床特点

（一）病史

祖国医学认为本病属于营卫之气受损，或因冒雨冲寒，或因卧露当风，致腠理疏松，风、寒、湿邪乘虚而入，流注经络关节所致。现代医学认为微生物感染是本病的关键诱因，部分患者有吸烟等病史，85%的患者在疾病活动期可检测出类风湿因子为阳性。

（二）症状

早期患者主诉受累关节疼痛肿胀、僵硬、活动受限等，部分患者可有低热、倦怠乏力，食欲下降、全身肌肉酸痛、体重减轻等全身性症状,常与疾病的发展程度有关,疾病处于活动期时症状加重。

（三）体征

1.关节内表现　患者病变关节呈红、肿、热、痛等炎症表现,局部压痛,最常出现的部位为腕关节、掌指关节、近端指间关节,其次是膝、踝、肘、髋等关节,多呈对称性分布,部分患者局部淋巴结肿大、肌肉皮肤可有萎缩。晚期患者因滑膜炎破坏了软骨和软骨下的骨质,造成关节纤维性或骨性强直畸形;又因关节周围的肌腱、韧带受损使关节不能保持在正常位置,出现手指关节的半脱位,典型的畸形表现有腕关节尺侧偏斜、手指鹅颈或扣眼畸形、足部外翻畸形等。

2.关节外表现　RA的关节外病变及其并发症常严重影响患者生活质量。其中RA关节外表现较为多样,10%~30%的患者可出现特异性皮肤表现,称为类风湿结节(是一种非特异性坏死性肉芽肿);此外多种脏器也会出现结节样变,如肺间质形变、心脏受损、巩膜炎等;血管炎也是RA的关节外表现,主要累及直径250~400μm的小动脉。

（四）辅助检查

1.实验室检查　有轻、中度贫血,活动期血沉加快、C反应蛋白增高。自身抗体类风湿因子和抗角蛋白抗体谱阳性等。

2.影像学检查

(1)X线:早期可见关节周围软组织肿胀,骨质疏松,晚期可见关节软骨面破坏、关节间隙消失,关节僵直畸形等。

(2)CT及MRI:对RA的早期诊断有重要意义,可较早发现关节滑膜增厚、骨髓水肿和轻微关节面侵蚀症状。

3.特殊检查　关节穿刺术与类风湿结节活检:可更好的鉴别诊断类风湿关节炎。

二、康复评定

（一）疾病活动性评定

美国风湿病学会临床协作委员会制订的类风湿关节炎病情活动度评价表DAS28(表11-1)被广泛采用,可作为参考。其他尚有Lansbury关节指数(表11-2)等。其方法主要是按表中项目的评分相加,以计算全身指数。项目有晨僵(持续时间)、疲劳感、疼痛程度、肌力低下程度及血沉(1小时值)等。

（二）其他评定

包括关节活动度的评定、肌力评定、疼痛评定、ADL能力评定等。

三、术前康复

本病晚期致畸率高,关节有明显畸形患者可行截骨矫形术,关节强直或破坏可作关节成形术、人工关节置换术等,负重关节可作关节融合术。术前的康复教育如下。

表 11 - 1   DAS28 评分量表

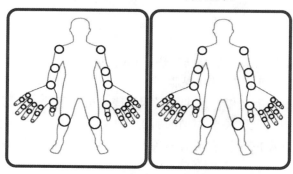

关节压痛示意图   关节肿胀示意图

①压痛关节数：_____ 个

②肿胀关节数：_____ 个

③红细胞沉降率 ESR：_____ m/第 1 小时

④健康状况或患者对疾病的总体评价：最近 7 天您的类风湿关节炎病情活动性如何？

无活动

极度活动

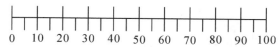

0 10 20 30 40 50 60 70 80 90 100

患者的评价为：_____ mm

计算 DAS28 评分
DAS28 = 0.56x$\sqrt{①}$____（压痛关节数）+ 0.28x$\sqrt{②}$____（肿胀关节数） +0.70 x In ③（ESR）+ 0.014 x ④（患者健康状况评分） = _____
DAS28 <2.6 病情缓解；   DAS28 >3.2 疾病活动；   DAS28 >5.1 疾病高度活动； ΔDAS28 >12 治疗反应良好； 0.6 <ΔDAS28 < =12 治疗反应一般； Δ0DAS28 < =0.6 治疗无反应

表 11 - 2   Lansbury 关节指数量表

上肢	指数
每个远端指间关节	1
每个近端指间关节	2
每个掌指关节	5
每个腕掌关节	4
掌骨间关节横截面积	15
腕关节	15
肘关节	52
肩关节	45
肩锁关节	4

上肢	指数
胸锁关节	12
颞下颌关节	4
下肢	指数
每个远端趾间关节	0.5
第一近端趾间关节	3
余下的全部近端趾间关节	1
第一跖趾关节	8

注：上表中计算疾病程度时，将受累关节的指数依次相加后除以 10 再乘以"％"，这样就可得到代表关节受损程度的百分比。

（一）健康宣教

对患者进行健康宣教，充分告知病情及治疗建议，给患者鼓励和精神支持，让患者以最佳心理状态接受治疗或手术，有利于疾病康复。

（二）护理指导

护理人员应做好心理护理，关心理解患者，给患者鼓励和精神支持，让患者以最佳心理状态接受治疗和手术，有利于疾病康复。

（三）功能训练指导

术前功能训练是预防并发症的有效措施之一，也是促进功能恢复的重要手段。训练者可指导患者做扩胸运动，练习床上使用便盆、咳嗽和排痰技巧等，指导股四头肌的等长收缩及踝关节主动屈伸、足趾屈伸锻炼等。

四、康复治疗

（一）康复目的

控制炎症，保持关节的功能和运动范围，防止肌肉萎缩和预防关节畸形，延缓病情的进展，使患者精神振奋，唤起与疾病斗争的信心。

（二）康复方法

1. 功能训练　早期患者仍需避免劳累，适当休息，当患者可以主动练习时，可按下列程序进行：①患者卧床进行肌肉等长收缩练习和主动、助动运动练习；②患者坐位继续锻炼并逐步增加锻炼时间；③站立位训练，重点是平衡练习；④在扶车或他人支持下进行走路练习，也可以使用轮椅代步；⑤使用拐杖练习行走。慢性期患者可逐渐增加关节活动度练习，并与控制该种运动的肌肉力量练习同时进行。

2. 物理因子治疗　急性和亚急性期可以使用紫外线、超短波、磁疗等物理因子治疗。慢性期可在患者练习前进行热疗，可选择的热疗方法有石蜡浴、漩涡浴及热透法等。

3. 作业治疗　对日常生活自理能力较差的患者，鼓励其尽量完成日常生活活动训练，如进食、取物、倒水、饮水、步行、上下楼梯、出入浴池等训练。为达到生活自理，有时需要改装某些生活用具结构。设计自制一些自助工具,改善生活自理能力。

4.中国传统康复治疗

1)针灸治疗:针灸可以疏通经络,改善关节气血运行,延缓关节退变,针刺方法在急性期可以选择点刺放血或普通直刺,慢性期关节僵硬畸形患者可以采用透刺法。

(1)主穴:选用阿是穴、足三里、三阴交、脾俞、肾俞等穴。辨证取穴加减:发热者可加大椎、曲池等。

(2)针灸方法:可用针刺,留针20min,每日1次。关节红肿热痛可以局部三棱针点刺放血,怕冷者可加灸法。

2)推拿治疗:急性期患者应避免使用推拿手法,慢性期患者可以采用局部推拨点穴。

常用手法:拨法、指按法、拔伸法、揉法等。

第三节　痛风性关节炎的康复

痛风性关节炎(goutyarthritis)是由于嘌呤代谢紊乱及(或)尿酸排泄减少致使尿酸沉积在关节囊、滑膜囊、软骨、骨质而引起的关节内或关节周围软组织的病损及炎性反应。痛风性关节炎发作时局部会产生明显的红肿热痛,不能忍受碰撞,分原发性和继性两种,原发性者多与家族遗传有关,继发性痛风患者多源于代谢性疾病,如次别嘌呤咖啡因酶、磷酸核糖基转移糖缺乏时所产生的高尿酸血症。

一、临床特点

(一)病史

急性痛风性关节炎患者发病前一般没有任何征兆,外伤、暴食或过度饮酒、疲劳、精神紧张、手术、急症感染等均可诱发本病,有50%～80%的患者有家族遗传病史。

(二)症状

主要表现为关节的剧痛,常为单侧突然发生,有时夜间突发,可因疼痛而醒并且彻夜不能入睡。受累关节红肿疼痛,活动受限,大关节受累时常有关节积液,可伴有发热、寒战、疲倦、厌食、头痛等症状,有时可出现脱屑和瘙痒。

(三)体征

与急性感染类似,患处有红、肿、热、痛等炎症表现,触痛、压痛明显,局部皮肤紧绷,发亮,外观呈红色或暗红色,以第一跖趾关节多见,全身表现包括发热、寒战、心悸、白细胞增多等。痛风石多出现在关节、肾脏、外耳的耳郭、跖趾、指间和掌指关节等处,随着痛风石的不断沉积增多,会导致关节肥大、畸形、僵硬、活动受限。

(四)辅助检查

1.实验室检查　尿酸的测定包括血尿酸和尿尿酸,大部分痛风性关节炎患者血尿酸增高,但也有少数患者痛风性关节炎急性发作时,血尿酸水平仍然正常;关节腔穿刺液检查,一般呈白色不透亮液体,白细胞增高,中性粒细胞大于75%。偏振光显微镜检查可以见到游离状态的尿酸盐结晶呈针状。

2.影像学检查　X线早期有关节肿胀,后期在关节近骨端处有虫蚀状或穿凿状缺损,晚期关节间隙狭窄,重者骨破坏广泛,软组织肿胀明显,痛风石钙化者可见钙化影。CT及MRI有助于本病的早期诊断。

二、康复评定

(一)疾病活动性评定

医生将结合患者病史、症状、体征、血尿酸测定水平、影像学检查结果等进行综合判断。其中,对患者关节液或痛风石内容物进行尿酸盐结晶的检查,是诊断痛风的必要方法。同时评估疾病的活动性,当突然出现或持续有至少一个关节剧痛、肿胀、患处压痛、皮肤发热、发红,提示病情处于急性活动期。

(二)其他评定

包括关节活动度和被动关节活动度的评定、肌力评定、疼痛评定和ADL能力评定等。

三、术前康复

如果痛风石有穿破皮肤的风险或妨碍关节活动,应手术切除,对已破裂形成窦道者应刮除,并酌情植皮。有时,为了减轻痛风性关节炎的关节疼痛和恢复关节功能,可选择关节成形术,人工关节置换术等。术前康复包括以下内容。

(一)健康宣教

对患者进行健康宣教,充分告知病情及治疗建议,提醒患者注意控制体重与饮食,避免疾病的诱发因素,给予患者鼓励和精神支持,有利于病情的控制与恢复。

(二)护理指导

护理人员应做好心理护理,关心理解患者,让患者以最佳心理状态接受治疗和手术,加强与患者家属的沟通,日常护理注意避免疾病的诱发因素。

(三)功能训练指导

训练者可指导患者做轻微的关节屈伸运动,预防关节的僵直,指导训练患者做术前准备。

四、康复治疗

(一)康复目的

改善关节疼痛,延缓病情进展,预防关节畸形。

(二)康复方法

1.功能训练　急性期患者应注意卧床休息,控制饮食,忌暴饮暴食,戒酒,不食含嘌呤量高的食物。多饮水,以利于尿酸盐排出。症状明显改善后可行关节的屈伸活动锻炼,避免受凉和过度的劳累。平时不建议剧烈运动,可以选择瑜伽、太极拳等锻炼方式。

2.物理因子治疗

(1)紫外线疗法:红斑量照射可加强嘌呤代谢,促进尿酸排出。

(2)超短波疗法:电容电极关节局部对置,间隙1~2cm,微热量,时间10~15min,每日1

次,10～15 次一疗程。

（3）直流电离子导入:氯化锂阳极导入锂离子能促进尿酸盐的溶解和尿酸排出。

（4）超声波疗法:具有使血尿酸含量减少,镇痛,消炎,促进组织修复等作用。

3. 作业治疗　对于痛风性关节炎患者进行作业治疗可以有效缓解疼痛,保持肌力及关节功能,预防和矫正畸形,还能提高患者的日常生活自理能力,是一种对患者身心均有益的综合训练。日常生活自理能力较差的患者,应鼓励其尽量完成日常生活活动训练,如进食、取物、梳洗拧毛巾、穿脱衣物等;对一些已经出现功能障碍的患者,为了达到生活自理,可根据患者的功能情况改进某些生活用具的结构,设计自助具,改善生活自理能力。

4. 中国传统康复治疗

1）针灸治疗:痛风性关节炎发作急性期,局部以红、肿、热、痛为主要临床表现,针刺具有良好的清热祛湿,通络止痛的功能,可以有效改善关节疼痛及功能障碍。

（1）主穴:选用阿是穴、大椎、曲泽、委中、十二井穴、膈俞等穴。辨证取穴加减:脾俞、胃俞、天枢、曲池、劳宫等。

（2）针灸方法:针刺针法多选用泻法或三棱针刺络拔罐。

2）推拿治疗:推拿按摩患处各穴,能直接作用于病灶,可以加速关节内血循环,促进肌肉痉挛的有效缓解,并且有利于促进炎症吸收,以及降低关节内压,加速其修复进程,达到消肿止痛、舒筋活络的作用。

常用手法:拿捏法、按揉法、擦法等,以局部出现热感为宜。

第四节　强直性脊柱炎的康复

强直性脊柱炎(ankylosing spondylitis,AS)是主要侵犯脊柱,以骶髂关节和周围脊柱关节的慢性进行性炎症为主要表现的自身免疫性疾病。可以引起脊柱强直和肌腱、韧带的纤维化,并造成不同程度眼、肺、肌肉、骨骼病变。强直性脊柱炎病因迄今未明,与组织相容性抗原 HLA－B27 呈强关联性。某些微生物(如克雷伯菌)与易感者自身组织具有共同抗原,也可引发异常免疫应答。本病多发于 16～30 岁青壮年,男性占 90% 。起病隐匿,一般首先侵犯骶髂关节,以骨皮质受损为主,进展缓慢,全身症状较轻。

一、临床特点

（一）病史

强直性脊柱炎有明显的家族遗传病史,但目前遗传方式仍不清楚。生殖泌尿系统感染是本病一个重要的诱发因素;其他如外伤、感染、肺结核、内分泌及代谢性缺陷、过敏等都有可能诱发本病。多数患者首先出现骶髂关节受累症状,个别患者也可首先出现较高位脊柱关节炎的症状

（二）症状

表现为下腰背强直和疼痛,常放射到一侧或两侧臀部,偶尔放射到大腿,活动后减轻,并

可伴有低热、乏力、食欲减退、消瘦等症状,阴天或劳累后加重,休息或热敷后减轻。早期病变处关节有炎性疼痛,伴有关节周围肌肉痉挛,有僵硬感,晨起明显;也可表现为夜间痛,活动或服镇痛药缓解。

(三)体征

脊柱晨僵和姿势改变,随着病情发展,关节疼痛减轻,而各脊柱段及关节出现活动受限和畸形,晚期整个脊柱和下肢变成僵硬的弓形,向前屈曲;胸廓呼吸运动减少,严重时可能消失,患者会产生束带样胸痛,咳嗽或打喷嚏时加重;骶髂关节处有深压痛;周围受累关节可有不同程度的肿胀,发热,挛缩变形等;肌腱附着点可出现钙化、炎症反应等,形成韧带骨赘,不断纵向延伸,成为两个相邻椎体的骨桥,椎旁韧带同椎前韧带钙化,使脊柱呈"竹节状"。

(四)辅助检查

1. 实验室检查 急性期白细胞增多,C 反应蛋白增多,血沉加快,HLA - B27 多为阳性,有时可继发贫血。

2. 影像学检查

(1)X 线:骶髂关节炎具有典型的 X 线表现,椎体因为炎症和增生由正常的凹形变成方形,上下相连椎体之间连成骨桥,形成"竹节样改变"。

(2)CT 及 MRI:对早期的骶髂关节炎症有较高的敏感性,有助于疾病的早期诊断。

二、康复评定

(一)脊柱各部位功能评定

1. 颈椎

(1)旋转功能评定:患者仰卧于长凳上,头颈伸出凳缘,双臂垂于凳两侧。量角器在头顶固定,量角器在移动臂沿鼻梁与枕后结节连线,固定臂沿垂直线左右移动时得出的度数即为左右旋转范围,正常左右旋转各 70°。

(2)颈椎侧弯功能评定:角度计转轴轴心在胸骨切迹处。移动臂沿鼻前额连线,固定臂沿垂直线,侧弯时测定其夹角,正常颈椎侧弯 0°~ 50°。

(3)颈椎前屈、后伸功能评定:取坐位,量角器的固定臂置于前额面正中线,移动臂沿外耳道与头顶连线,轴心在肩关节中心肩峰处,正常前屈 0°~60°,后伸 0°~50°。

2. 胸腰椎

(1)指尖地面距离:用以评定前屈功能。患者站立,双膝直伸,腰前屈,用中指指尖推动垂直放置于足前的测量尺上的游标向下移动,距离地面的读数即指尖地面距离。髋关节也参与此动作,因此髋关节病变将影响结果。

(2)颈椎至髂嵴连线距离:用站立时测得数与充分屈曲时测得数之差表示之。此法优点是可避免髋关节参与的影响。

(3)改良 Schober 指数:直立,以髂嵴连线与正中线交点向上量取 10cm,向下量取 5cm。当前屈时上下两点直线距离变成曲线因此能增长 4~8cm。不足此数者说明腰胸椎前屈受限。

(4)脊柱侧屈评定:被检查者直立位,充分侧屈脊柱同时测量侧屈侧中指尖与地面距离。具体方法同测定前屈功能障碍时中指尖地面距。

3. 脊椎畸形的测定 用脊椎尺(spondylometer)描绘出脊椎的畸形。此法应用较繁琐但能准确显示出畸形外形与程度。

(二)胸廓活动度的评定

AS 患者胸廓活动均受限。测定时患者双手抱头，在剑突水平或第 4 前肋间（相当于乳头水平）测量深吸气、呼气时胸围。正常两者差 > 2.5cm。年龄、性别将影响结果。

(三)Keitel 功能试验(表 11 - 3)

Keitel 功能试验是评定脊柱功能的试验，具体各试验如下。

（1）瑞 - 舒测试法（Schober - Wright 征）：让患者直立，以 L_4/L_5 棘突间为中点，中点向上 10cm 定出一个上点，再从中点向下 5cm 定出一个下点，上下两点直线距正常在 15cm 左右。让患者前屈脊柱，因屈曲使上述直线变为曲线而长度加大，可长达 19 ~ 23cm，表中的大于或小于是指屈曲时比站直时相差的数值。

（2）指尖与地距离：为前弯腰时，中指尖与地面距离。

（3）枕墙距：让患者靠墙站，踵和背贴墙，在不抬颌的条件下尽量让枕靠近墙的距离。

（4）胸围呼吸差：于第 4 肋间测呼、吸时的胸围差。

（5）单腿站立：分别左、右腿单足站，以观察下肢负重能力。

（6）下蹲：让患者下蹲，脚跟必须着地，以检查腰骶、髋、膝、踝的联合动作。

表 11 - 3 Keitel 功能试验

试验	评分		
	3	1	0
Schober - Wright 征	<2cm	≥2，< 4cm	≥4cm
指尖与地距离	>30cm	> 10，≤30cm	< 10cm
枕墙距	>3cm	>0，≤3cm	0cm
胸围呼吸差	<2cm	< 4cm	≥4cm
单腿站立	完全不能	单侧能	两侧均能
下蹲	1/4 蹲	半蹲	全蹲

注：上表中，最高为 18 分，0 分为正常，分数越高表示障碍越严重。

三、术前康复

强直性脊柱炎一般病程进展缓慢，可根据病情需要进行手术治疗，包括滑膜切除术、骨赘切除术、关节固定术等。

(一)健康宣教

医务人员对患者进行健康宣教，详细解释病情变化，安慰和鼓励患者配合和坚持治疗。

(二)护理指导

护理人员应做好心理护理，关心理解患者，让患者以最佳心理状态接受治疗和手术，加强与患者家属的沟通，日常护理注意保暖和避免疾病诱发因素。

(三)功能训练指导

训练者可指导患者练习胸廓运动，改善患者呼吸功能，训练咳嗽和排痰技巧等，指导脊柱的屈伸,功能恢复锻炼等。

四、康复治疗

(一)康复目的

控制炎症,减轻或缓解症状,维持正常姿势和最佳功能位置,防止畸形。

(二)康复方法

1. 功能训练　头颈部可做向前、向后、向左、向右转动以及头部旋转运动,腰部前屈、后仰、侧弯和左右旋转躯体,使颈椎及腰部脊柱保持正常的活动度;深呼吸可以维持胸廓最大的活动度,保持良好呼吸功能;俯卧撑、斜撑,下肢前屈后伸,扩胸运动及游泳等,有利于四肢运动、增强肺功能和保持脊柱生理曲度。

2. 物理因子治疗

(1)光疗法:可用波长约为 640nm 的红光照射,每日 1 次,每次 15～20min,10～20 次 1个疗程。

(2)电疗法:可以采用高频电流治疗,每次 20～30min, 10～20 次为 1 个疗程,不仅可以作用于浅组织,对深部组织也产生温热作用,可使感觉神经兴奋性降低而产生镇静作用,并可扩张血管,改善血液循环,降低肌肉紧张度,从而有良好的解痉、止痛作用,并有营养骨和软骨的作用。

(3)热疗:热水浴、水盆浴、淋浴、矿泉温泉浴等可增加局部血液循环,使肌肉放松,有利于关节活动,保持正常功能,预防畸形。

3. 作业治疗　强直性脊柱炎晚期,脊柱出现纤维性、骨性强直。此时疼痛多已减轻,缓解疼痛的各种方法已不重要,对未完全强直而又驼背的患者仍有希望通过作业治疗结合姿势治疗、被动牵引、运动器械的使用、夹板或矫形器固定等来矫正关节畸形,改善症状。

4. 中国传统康复治疗

1)针灸治疗:强直性脊柱炎属于"脊痹"范畴,是由于督脉痹阻不通而发病,针刺可起到培补肝肾、扶正祛邪、温通经络、强腰健骨、调和气血的功效,从而增加局部血流,减轻疼痛,改善关节功能。针刺针法主要选取平补平泻法。

(1)主穴:华佗夹脊穴。辨证取穴加减:大椎、百劳、大杼、肝俞、肾俞、足三里等穴。

(2)针灸方法:可用温针灸、电针法、拔罐等,留针 20min,每日 1 次。

2)推拿治疗:通过相应推拿手法,动静结合,疏通督脉和膀胱经内的瘀滞之气,使之流转周身,同时配合点按相关穴位,可以有效通畅督脉经气,温煦肢体经脉,驱赶邪气外出,从而促进临床症状缓解,抑制病情发展。

常用手法:滚法、揉法、点按法、腰部斜扳法等。

第十二章　常见问题的康复处理

第一节　疼痛的处理

疼痛是疾病中最为常见症状之一,受生物、心理、社会多因素联合影响,骨科疾病中疼痛多因人体受到损害而出现,其既可能是促使患者就医的首要原因,也可能是临床治疗中出现的并发症状,如何有效减轻患者的疼痛是康复治疗过程中需要面对的难题。本节的重点就在于如何判断疼痛程度,采取何种治疗方式缓解疼痛。

一、临床特点

骨科疾病中慢性疼痛的发生原因较为复杂,可根据具体相关骨科疾病进行诊断,以下主要介绍急性疼痛的临床特点。

（一）病史

急性疼痛多有明确外伤史。

（二）症状

疼痛明显,可伴有局部皮肤肿胀、皮下瘀斑或皮肤破损,亦可无明显异常,患肢活动受限。

（三）体征

患处功能活动受限,骨折患者检查可有异常活动、骨擦感,存在压痛与纵轴叩击痛。

（四）辅助检查

影像学检查(X线、CT、MRI)或其他辅助检查可见病理性改变。

二、康复评定

疼痛是人体的一种主观感觉,准确评定疼痛程度是处理疼痛的关键步骤。医生应依据疼痛的程度,选择合适的治疗方法,判断康复治疗的效果与疗程。

（一）视觉模拟评分法(visual analogue scale,VAS)

使用一条长约10cm的游动标尺,一面标有10个刻度,两端分别为0分端与10分端,0分端表示无痛,10分端表示难以忍受的最剧烈的疼痛。使用时将有刻度的一面背向患者,让患者在标尺上标出代表自己疼痛程度的位置,医生根据相应位置给予疼痛评分,以"0~2"分为"优","3~5"分为"良","6~8"分为"可",大于"8"分为"差"。

康复治疗前后使用本方法进行评定,一方面可以依据疼痛评分的大小确定具体的处理方法,另一方面,可以通过比较前后疼痛评分,对患者康复的效果进行较为客观的评价,此方法简单易行,较为客观、敏感,在临床中广泛使用。

（二）麦–吉疼痛问卷(McGill pain questionnaire,MPQ)

MPQ是一种多因素疼痛调查评分方法,采用调查表形式,表格内附感觉、情感、评价和非特异性四类,共 78 个描述疼痛的词,其以强度递增的方式排列,该评分方法因对患者的要求较高且花费时间较多,适用于科研工作或较为详细的疼痛调查工作,临床使用局限性较大。

(三)情绪评分(emotional scale,ES)

急性疼痛与慢性疼痛均伴有不同程度的情绪变化,使用 VAS 尺进行评定,"0"分端为"最佳情绪","10"分端为"最差情绪"。临床以"0~2"分为"优";"3~5"分为"良";"6~8"分为"可";"大于8"分为"差"。

(四)面部表情测量图

本法适用于 7 岁以上人群,特别适用于儿童及对疼痛形容困难者。将疼痛分为无痛、少量疼痛、轻度疼痛、中度疼痛、重度疼痛、极度疼痛 6 个等级,对应每一等级的表情标在标尺上,依据患者表情,确定疼痛程度。

三、康复治疗

(一)康复目的

缓解疼痛,令患者能够更好地配合治疗,提高患者生活质量。

(二)康复方法

1. 药物治疗

(1)全身用药:包括非甾体抗炎药、麻醉剂和辅助性镇痛药三大类,可通过注射或口服给药。非甾体抗炎药包括阿司匹林、布洛芬、吲哚美辛等,一般用于治疗轻度到中度疼痛,该类药物可通过口服快速吸收,但可能会致胃肠不适,存在消化性溃疡病与肾功能低下者不宜使用;麻醉类镇痛药包括吗啡、哌替啶等,此类药物具有较强的镇痛作用,同时具有成瘾性,临床多用于急性重度疼痛,应尽量避免用于慢性疼痛;辅助性镇痛药物包括抗抑郁药(丙咪嗪、百忧解等)、抗癫痫药(苯妥英钠、卡马西平等)两大类。

(2)局部用药:可选用麻醉药物、激素、维生素等,于相应部位行封闭、注射、神经阻滞治疗,此法缓解疼痛效果显著。

2. 物理因子治疗

(1)经皮神经电刺激疗法:于疼痛感觉最为明显的部位安放电极,也可放置于相应神经节段的皮区或针刺穴位上,有时无痛部亦可放置电极,通过电刺激减轻患者疼痛。

(2)冷疗:急性疼痛前期,可放置冰袋,或将疼痛肢体浸入冰水中以减轻疼痛,每次 20~30min,每日 2 次,疼痛明显减轻后结束治疗。使用该法时,应当注意观察皮肤温度、颜色,避免出现冻伤。

(3)热疗:急性疼痛中后期或慢性疼痛可使用湿热敷、蜡疗、短波和超短波透热、超声波等进行热疗。每次 20~30min,每日 1 次,疼痛明显减轻后结束治疗。同理,注意询问患者感受,避免出现低温烫伤。

3. 作业治疗 设计一些有目的性的活动,训练和提高患者的日常生活能力,提高患者对于治疗活动的参与性,改善其整体功能。

4. 中国传统康复治疗

1)针灸治疗:针刺治疗是神经调节的一种形式。受到广泛认可的针灸治疗减轻疼痛的理论主要有两种,一是疼痛闸门控制理论,针刺能刺激粗的感觉神经纤维,抑制痛觉;二是针灸针的刺入作为机械性伤害刺激,可诱导内源性阿片样物质的产生,影响机体对疼痛的控制。

（1）主穴：阿是穴。随症加减。

（2）针灸方法：可用针刺法、电针法,配合艾灸、放血、拔罐等,留针 20min,每日 1 次。

2）推拿治疗：临床上根据疼痛部位及患者的基础疾病采用不同的推拿手法。

常用手法：推法、揉法、按法、摩法。

第二节　骨质疏松症的预防与处理

骨质疏松症是一种以疼痛、易发生骨折为主要临床表现的全身性骨代谢疾病,骨量丢失、骨组织显微结构破坏为其特征性病理改变。骨量伴随年龄增大不断丢失,在妇女绝经后丢失会显著增加,故骨质疏松症好发于老年人与绝经后妇女,部分长期卧床的患者,因骨受应力作用不足,亦会发生骨质疏松症。原发性骨质疏松症可分为两型：Ⅰ型为绝经后骨质疏松症,是高转换型骨质疏松症；Ⅱ型为老年骨质疏松症,属低转换型骨质疏松症,一般发生于65 岁以上的老年人。

一、临床特点

（一）病史

可能有骨折病史。骨质疏松症患者易发生骨折,临床上骨折多见于髋部、胸腰椎、桡骨远端、肱骨近端及踝部等富含松质骨的部位。其中髋部骨折后果最为严重,由于骨折后必须制动卧床修养,故容易并发肺炎、泌尿系统感染、心脑血管异常及下肢深静脉血栓,长期卧床将进一步导致骨量丢失,加重骨质疏松,产生恶性循环,临床研究表明发生过一次脆性骨折的患者,再次发生骨折的概率会明显增加。

（二）症状

患者自觉疼痛,且多为冷痛、慢性疼痛。疼痛是骨质疏松症最常见、最主要的症状。一方面,骨吸收增加导致骨小梁、骨膜下皮质骨的破坏,可引起全身骨痛。另一方面,由于骨质疏松,骨的承重能力减弱,肌肉代偿性维持受力平衡,长期代偿则引起肌肉劳损,从而产生肌肉及肌膜性疼痛,疼痛部位多为腰、背部。

（三）体征

可见驼背畸形。脊柱椎体多由松质骨组成,为人体的支柱,负重较大,胸腰段脊柱负重最大,骨质疏松症患者此部位骨组织显微结构破坏,承重能力明显下降,容易压缩变形,使脊椎前倾,形成异常弯曲,出现驼背,这是临床上骨质疏松症患者的重要体征之一。

（四）辅助检查

生化指标检测、双能 X 线骨密度检测。

二、康复评定

康复前中后均可采用生化指标检测及双能 X 线骨密度检测,判断康复治疗的效果。

（一）生化指标检测

1. 骨矿物质代谢指标　主要检测血清钙、磷。原发性骨质疏松症血清钙、磷一般在正常范围内。

2. 骨形成指标　骨碱性磷酸酶、骨钙素与Ⅰ型胶原氨基端前肽。

3. 骨吸收指标　主要检测抗酒石酸酸性磷酸酶、尿羟脯氨酸。但尿羟脯氨酸检测受诸多因素影响，其敏感性和特异性较低。近年来，把尿中吡啶啉和脱氧吡啶啉作为骨吸收的敏感和特异性生化标志物。

4. 钙调节激素　活性维生素 D、甲状旁腺激素、降钙素等。

原发性骨质疏松症Ⅰ型表现为骨形成和骨吸收指标均有增高，即高转换型；Ⅱ型骨形成和骨吸收生化指标在正常范围内或降低，属低转换型，甲状旁腺激素水平升高。

（二）X 线评定

常根据 X 线片表现的骨密度来初步判断有无骨质疏松、骨质疏松性骨折的类型与程度。但该法影响因素较多，误差较大。

（三）双能 X 线吸收法

目前诊断骨质疏松症的金标准，能明确诊断轻、中、重度骨质疏松。

（四）平衡功能评定

包括仪器评定与非仪器评定，内容包括对平衡的功能、能力以及心理状况做全面的评定。通过平衡功能评定预测被试者跌倒的风险及其程度，是骨质疏松症患者功能评定的重要方面。仪器评定需要使用平衡仪，进行静态平衡功能、动态平衡功能测试。

非平衡仪评定常采用三级平衡评定法、Berg 平衡量表、Fugl–Meyer 平衡反应测试、Lindmark 平衡反应测试、MAS 平衡功能评测、日本东京大学康复部平衡评定等。

（五）骨折评估 VDS 指数法

VDS 指数评定：即对椎体的变形进行评估，通过测量确定椎体前中后高度的改变，依据椎体的变形程度的大小分级，正常椎体为 0 级，终板变形为 1 级（高度减少 15% 以上）；楔形骨折为 2 级（高度减少 15% 以上）；平行压缩骨折为 3 级。

（六）生存质量评定

骨质疏松症严重地影响患者正常生活，应将患者生存质量的评定结果作为康复治疗效果的评价标准。

健康状况调查问卷 SF–36、世界卫生组织生存质量评定表均是目前世界上公认的具有较高可信度和普适性的生存质量评定量表。

三、预防策略

识别易患骨质疏松症的高危人群（因疾病长期卧床的患者、骨矿含量丧失的绝经后妇女，患较多慢性疾病的老年人），对其提供预防和治疗手段。

（一）药物

1. 激素替代治疗（hormone replacement treatment，HRT）　HRT 指单独应用雌激素或合并使用孕激素，可以预防绝经后骨量丧失。HRT 对骨的作用包括：①降低甲状旁腺激素对骨吸收的促进作用,抑制骨吸收;②促进降钙素分泌;③增强肾脏 1a - 羟化酶活性,增加 1,25 $(OH)_2D_3$ 的产生,增加肠钙吸收;④作用于成骨细胞雌激素受体,促进骨胶原和转移生长因子 β 的生成等。

2. 其他药物　用钙剂、降钙素、二磷酸盐等进行预防,配合 HRT,可以降低激素的用量。

(二)运动

应力对骨形成有促进作用,因此运动是预防骨质疏松症的方法之一。为避免绝经后因骨量丢失过多发生骨折,围绝经期妇女可通过有计划地进行有氧运动、抗阻力运动、水中运动等,减少骨量丢失。老年人应根据自身情况,选择适合的低强运动(如慢走、太极、五禽戏、八段锦等),通过自身重量给骨骼一定的应力,避免因为不合适的运动造成运动损伤或心脑血管意外。

(三)饮食

合理饮食有利于预防骨质疏松症。日常饮食应保证钙和磷以适当比例摄入,可食用小麦、乳制品、绿叶蔬菜、鱼、肉等。个人每日所需钙量受种族、性别、年龄等因素影响,非固定值,详细食谱应视情况而定。此外,维生素 C、维生素 D、乳糖和氨基酸可帮助钙吸收,应通过食用果蔬鱼肉等进行适量补充。戒烟戒酒,控制脂肪摄入量,亦有利于预防骨质疏松症。

四、康复治疗

(一)康复目的

缓解骨痛,纠正驼背,提高患者生活质量。控制病情发展,减少骨丢失,促进骨形成,降低骨折发生率,加快已发生骨折的康复。

(二)康复方法

1. 基础治疗

(1)饮食上应保证钙、磷、维生素 D 及蛋白质的摄入,如果饮食源性钙摄入量不足,可选用钙剂补充。中国营养学会推荐成人每日钙摄入量为 800mg,绝经后妇女和老年人可增至 1000mg。

(2)运动上考虑到患者已患有骨质疏松症,为避免发生意外,推荐先进行低强度运动,如仰卧位五点抬臀运动、俯卧位飞燕式运动等,适应以上运动后,可逐步进行慢跑、骑自行车等运动。通过运动提高肌肉骨骼系统的协调性,增强肌肉与骨骼,从而减轻疼痛,降低发生骨折的概率。

(3)药物上要求早用药、长期用药、联合用药,以抑制骨吸收、促进骨形成为基本原则。抑制骨吸收药物如降钙素、双膦酸盐、雌激素受体抑制剂、雌激素等;增加骨形成药物如甲状旁腺激素、锶盐等。

2. 物理因子治疗　物理因子具有较好的止痛效果。骨质疏松症最常见的症状就是疼痛,如何缓解疼痛乃当务之急。

绝大部分患骨质疏松症的老年人不能长期使用非甾体类抗炎镇痛药,因此应选择性地运用各种物理因子(如中频、低频电疗)来缓解骨质疏松引起的疼痛。如低频脉冲电磁场疗法:采用 UNION - 2000A 型骨质疏松治疗系统进行治疗。40min/次,每日 1 次,30d 为 1 个疗程。

3. 作业治疗　在对骨质疏松症患者伤残情况进行全面评价以后,有目的、有针对性地从日常生活活动、职业劳动、认知活动中选择一些作业,指导患者进行训练,以改善或恢复患者躯体、心理功能,预防骨质疏松性骨折。通过家居环境改造,降低患者跌倒的可能性,提高家庭活动的安全性。

4.中国传统康复治疗

1)针灸治疗:研究发现针灸具有抑制骨吸收、促进骨形成的作用,临床推荐使用针灸治疗骨质疏松症。

(1)主穴:选用阿是穴、肾俞、命门、脾俞、足三里、三阴交、关元、悬钟、太溪、腰阳关和阳陵泉,辨证取穴加减。

(2)针灸方法:可用温针灸、电针法、拔罐等,留针20min,每日1次。

2)推拿治疗:传统观念认为,骨质疏松症是推拿手法的禁忌证。近来有部分研究证明推拿配合中药治疗骨质疏松,在缓解腰背疼痛上疗效显著。考虑运用推拿手法治疗骨质疏松症无统一标准,目前暂不推荐临床使用。

第三节　骨延迟愈合与骨不连的处理

骨延迟愈合与骨不连为骨折后出现的并发症,当前获得广泛认可的定义是由美国食品和药品监督管理局提出的:骨折后未在平均愈合时间(表12-1)内达到愈合状态,但不经过外科手段处理最终可以达到愈合状态,即为骨延迟愈合;骨折后已过9个月,并且已经连续3个月无任何愈合迹象即为骨不连。将骨延迟愈合与骨不连相比较,可以发现骨延迟愈合严重程度较低,骨折最终可愈合,骨不连出现时,骨折无法自行愈合。考虑到临床上区分两者受经济、时间等多种条件限制,推荐临床医生在骨折发生于骨延迟愈合与骨不连的好发部位时,提前采取干预措施,促进骨折端愈合。本节的论述重点是加快康复进程的处理方法与确诊骨不连后的治疗手段。

表12–1　常见四肢骨折平均愈合时间

骨折部位	愈合时间
肱骨干	4~8 周
尺桡骨干	4~6 周
股骨颈	12~24 周
股骨干	8~12 周
胫腓骨干	8~10 周

一、临床特点

(一)骨延迟愈合

1.病史　有骨折病史,骨折已超过该部位骨折的平均愈合时间。

2.症状　骨折处疼痛、酸胀,移动及负重时局部疼痛加剧。

3.体征　骨折处存在压痛、叩击痛。

4.辅助检查　X线可见骨折部位骨折线明显,骨痂较少,但无骨硬化表现。

（二）骨不连

1. 病史　有骨折病史,骨折后超过 9 个月。
2. 症状　骨折处活动受限,负重时可出现疼痛。
3. 体征　骨折端存在异常活动,无明显压痛或纵轴叩痛,周围肌肉萎缩、关节挛缩,出现明显畸形,患肢功能丧失。
4. 辅助检查　X 线可见骨折部位骨折线明显,骨痂较少,骨折端膨大、髓腔封闭,出现骨硬化,骨折间隙加宽,假关节形成。对骨折内固定术后出现骨不连者,为避免金属内固定物遮挡骨折端,临床推荐使用 CT 断层扫描确诊骨不连。

二、康复评定

采取不同的评定方式,从多方面确定骨延迟愈合与骨不连的康复方法与康复疗程,判断当前的康复进展等。康复评定应当始终贯穿于整个康复治疗过程中。

（一）骨折愈合情况

结合患者的临床表现、骨折部位 X 线、CT、MRI 等影像学检查结果,判断骨折端愈合情况。

（二）疼痛评定

多采用视觉模拟评分法(visual analogue scale,VAS)进行评定。

（三）关节活动度评定

骨折部位关节活动度的测量可以了解目前功能障碍的程度,为观察康复治疗的效果提供客观指标。一般用量角器进行测量,必要时可患侧和健侧对比测量。

（四）肌力评定

常用徒手肌力检查和器械检查。
1. 徒手肌力检查　按照"徒手肌力检查评定标准"完成相应检查动作,判定肌肉的收缩力量。
2. 器械检查　借助握力计、捏力计、拉力计等测量记录相应结果。

（五）长度和围度测量

1. 长度测量　用无弹性的皮尺测量骨折肢体的长短,与健侧结果进行比较。
2. 围度测量　选择两侧肢体相同固定点测量两侧肌腹周径的长度,然后进行比较,了解有无肌萎缩或肿胀。

（六）生存质量评定

骨质疏松症严重地影响患者正常生活,应将患者生存质量的评定结果,作为康复治疗效果的评价标准。可选用健康状况调查问卷 SF - 36、世界卫生组织生存质量评定表进行评定。

三、术前康复

（一）健康宣教

医生对患者进行健康教育,使患者充分了解病情,克服对疼痛的恐惧心理,选择合适的治疗方案,尽早参与到康复治疗中。

（二）护理指导

护理人员指导患者术后正确的体位摆放、饮食管理、大小便训练、皮肤护理,教给患者及患者家属生活自理技术。

(三)功能训练指导

治疗师可指导患者如何进行活动度练习、肌力练习,促进骨折端的愈合与功能活动的恢复。

四、康复治疗

(一)康复目的

促进骨折愈合,纠正畸形,消除疼痛,恢复肢体功能,提高患者生活质量。

(二)康复方法

1. 功能训练

(1)保守治疗:骨延迟愈合可在骨折端固定可靠(保证骨折端对位对线)的前提下,逐步进行负重训练,给予骨折局部合适的生物力学环境,促进骨的愈合。为预防骨折端附近关节出现关节僵硬,肌肉萎缩,应积极进行关节活动训练、肌肉静力性收缩练习。

(2)手术治疗:骨不连者可行手术治疗。对于采取手术植骨、内固定治疗的患者,其功能训练与骨折术后功能训练一致,注意逐渐恢复关节活动度。

2. 物理因子治疗

经济实惠、无创的物理因子疗法,也能起到促进骨的愈合,缓解疼痛的作用。

(1)电刺激治疗:采用侵入式或者半侵入式治疗方法。本法对于治疗骨延迟愈合与骨不连作用显著,但因属于有创物理治疗,临床使用有限。

(2)电磁场治疗:双向准方波的脉冲波形,正向脉冲宽度为 $200 \sim 50\mu s$,反向脉冲宽度约 $20\mu s$,每个脉冲群持续 $5ms$,重复频率为 $15\,Hz$,每次 1 小时以上,每日 1 次,持续 $4 \sim 6$ 周。

(3)超声治疗:强度 $30mW/cm^2$,工作频率 $1.5MHz$,脉冲宽度 $200\mu s$,重复频率 $1kHz$,每次 $20min$,每日 1 次,持续 $2 \sim 3$ 个月。

(4)冲击波治疗:依据《肌肉骨骼疾病体外冲击波疗法专家共识》,推荐病位较浅者治疗参数为 $0.15 \sim 0.30mJ/mm^2$,病位较深者治疗参数为 $0.25 \sim 0.39mJ/mm^2$,选取 $2 \sim 4$ 个治疗点,每个治疗点脉冲次数 1000 次,每次治疗间隔 $1d$,$5 \sim 10$ 次为 1 个疗程,可间隔 $2 \sim 3$ 个月,共治疗 $3 \sim 5$ 个疗程。(因冲击波对骨骺生长具有潜在风险,儿童患者慎用)

(5)高压氧疗法:压力 $0.2 \sim 0.5\,MPa$,每次 $60min$,每日 1 次,7 次为 1 个疗程,每 3 个疗程间休息 $1 \sim 2$ 周,一般需要 $6 \sim 10$ 个疗程。

3. 作业治疗   可通过作业活动训练来改善动作技巧,提高身体素质,恢复日常生活能力和工作能力。

4. 中国传统康复治疗

1)针灸治疗。针刺可明显加快局部组织的血液循环,从而达到促进骨折愈合,修复软组织的作用。

(1)主穴:肾俞、命门、关元、气海、足三里、悬钟、太冲。辨证取穴加减:上肢配曲池、合谷;下肢配环跳、阳陵泉、三阴交、太溪、膝眼。

(2)针灸方法:可用温针灸、电针法、拔罐等,留针 $20min$,每日 1 次。

2)推拿治疗。常用手法:摩法、推法、按法、揉法。

第四节　异位骨化的处理

异位骨化是指在非骨组织的软组织内异常形成新生骨组织。研究发现,异位骨化根据致病原因可分为三大类:创伤后异位骨化、神经源性异位骨化和其他少见原因异位骨化,创伤性异位骨化在肘关节、髋关节受损后尤为好发。由于该疾病发生后,患者多表现出疼痛及关节活动受限的临床症状,对生活影响较大,如何正确处理异位骨化亦成为骨科康复中的常见问题。

一、临床特点

(一)病史

一般有明确的关节周围的损伤病史。

(二)症状

早期关节局部肿胀较重,伴有疼痛,于3～4周后肿胀不见好转,关节活动受限。

(三)体征

关节附近软组织出现肿块,质地较硬,逐渐增大,关节功能受影响,甚至强直。

(四)辅助检查

1. X 线检查　关节周围可发现有云雾状的骨化团块,后期骨化块形成,呈边缘整齐、密度均匀的肌腱骨及骨刺。出现在肿胀肌肉处,可显示出羽毛状钙化,血肿沿肌束夹层分布,囊壁出现不规则钙化阴影。

2. MRI 检查　MRI 对软组织改变敏感,可见局部软组织肿胀,信号改变,出现环形强化、环形骨化,即可诊断为异位骨化。

二、康复评定

根据异位骨化的临床特点,采取以下评定方式,其中关于疼痛与关节活动度的评定,应当重点关注,并贯穿于康复治疗的全过程。

(一)疼痛评定

多采用视觉模拟评分法(visual analogue scale,VAS)进行评定。

(二)关节活动度评定

测量受限关节的活动度可以了解目前活动受限的程度,为康复治疗效果的评价提供可靠指标。一般用量角器进行测量,必要时可患侧和健侧对比测量。

(三)肌力评定

肌力的恢复是患者拥有正常生活能力的前提,临床常用徒手肌力检查和器械检查判断肌力恢复情况。

1. 徒手肌力检查 按照"徒手肌力检查评定标准"完成相应检查动作,判定肌肉的收缩力量。

2. 器械检查 借助握力计、捏力计、拉力计等测量记录相应结果。

（四）步态分析评定

对于异位骨化发生在下肢的患者，需进行步态分析评定，判断肢体功能的情况。

（五）生存质量评定

由于异位骨化影响患者正常生活，应将患者生存质量的评定结果，作为康复治疗效果的评价标准之一。可采用健康状况调查问卷 SF - 36、世界卫生组织生存质量评定表进行评定。

三、术前康复

（一）健康宣教

医生对患者及患者家属进行健康教育，使患者充分了解病情，克服对于疼痛的恐惧心理，选择合适的治疗方案，尽早参与到康复治疗中。

（二）护理指导

护理人员指导患者术后正确的体位摆放、饮食管理、大小便训练、皮肤护理，教给患者及患者家属生活自理技术。

（三）功能训练指导

治疗师可指导患者如何进行活动度练习、肌力练习，帮助患者尽快回归正常生活。

四、康复治疗

异位骨化的康复治疗方案目前仍存在争议，对于病情严重的患者，手术治疗是最直接有效的手段，但因研究表明早期进行理疗及功能训练，在缓解疼痛、恢复关节活动度的同时，可能会加大异位骨化发生的风险，故保守治疗及术后康复均需由临床医生结合患者的临床表现、经济情况等制定合适的方案。

（一）康复目的

缓解疼痛，减轻关节活动度受限，恢复肢体正常功能，提高患者的生活质量。

（二）康复方法

1. 功能训练　保守治疗以患者不觉疼痛为标准，鼓励患者对受限关节进行自主活动，尽量恢复关节活动度。

微创手术切除异位骨化组织，在服用非甾体类抗炎药物预防异位骨化复发的前提下，同样以患者不觉疼痛为标准，鼓励患者进行关节活动度练习、肌力练习、平衡功能训练、步行训练等。

2. 物理因子治疗　目前多数学者认为短波、超短波等热疗在缓解疼痛的同时，有可能增加异位骨化的风险，不推荐在骨化进展期使用，可采用冲击波治疗、电磁场治疗，研究证明其能有效缓解疼痛和改善关节功能，无副作用。

对于手术患者，目前已有多项研究表明，术后放疗能有效预防异位骨化复发。

3. 作业治疗　根据异位骨化发生的部位，选择合适作业活动，早日恢复日常生活能力、工作能力。

4. 中国传统康复治疗

1)针灸治疗：针灸可加快炎症消退，起到缓解疼痛、降低异位骨化复发风险的作用。

（1）主穴：阿是穴，辨证取穴加减：上肢肘关节配曲池、手三里、阳谷、外关、天井；下肢髋关节配环跳、委中、膝眼。

（2）针灸方法：可用温针灸、电针法、拔罐等，留针20min，每日1次。

2）推拿治疗：不适宜的推拿会增加异位骨化复发的风险，力度轻柔是使用推拿手法必须注意的要点。常用手法：揉法、摩法、摇法。

第五节　骨筋膜室综合征的处理

骨筋膜室综合征是指因筋膜间隔区内组织压升高，导致血液循环受阻，筋膜间隔内肌肉和神经组织血供不足，出现缺血性坏死的疾病。临床上具有易误诊、漏诊、迟诊，发展至晚期预后不佳的特点。其发生与局部的解剖结构相关，好发于筋膜厚韧、缺乏弹性处，如前臂、小腿。

一、临床特点

（一）病史

多数有明确的前臂和小腿闭合性外伤史，伤后存在处理不当或延误治疗。少数由其他原因引起。

（二）症状

局部疼痛、手指或脚趾牵拉痛。对于意识清醒的患者，其自觉的疼痛和被动牵张痛被认为是骨筋膜室综合征最初和最敏感的症状。

（三）体征

经典临床表现可归纳为5"P"症：疼痛转为无痛（painless）；苍白（pallor）或发绀，大理石花纹等；感觉异常（paresthesia）；肌肉瘫痪（paralysis）；无脉（pulselessness）。

（1）早期可见：不成比例疼痛、被动牵拉痛、感觉异常。

（2）晚期可见：无痛、苍白、麻痹、无脉搏搏动。

发生晚期表现时，患者大多已经有长时间的局部缺血及重大神经血管损伤，临床应当结合病史、症状、辅助检查在骨筋膜室综合征早期就做出诊断。

（四）辅助检查

血常规、尿常规、超声多普勒及骨筋膜室压力测定，均可供临床诊断参考。通过骨筋膜室压力测定，测定室内压（ICP）>30mmHg，即可确诊。近来有学者提出将△P（舒张压－筋膜室内压）<30mmHg作为配合程度差或者无意识患者的骨筋膜室综合征的诊断依据。

二、康复评定

骨筋膜室综合征患者在康复治疗前、中、后均应进行康复评定，从而确定康复治疗的效果。

（一）疼痛评定

多采用视觉模拟评分法（visual analogue scale，VAS）进行评定。临床使用时，考虑骨筋膜室综合征后期症状由疼痛转为无痛,应结合病史、其他症状,进行综合评定。

（二）躯体感觉功能评定

使用特制的双规仪或两点分辨尺,接触患者皮肤,检查评定局部两点辨别觉是否正常,或使用棉花束轻触皮肤,检查评定轻触觉是否恢复。

（三）关节活动度评定

通过对关节活动度的测量,为康复治疗的效果评价提供客观的指标。一般用量角器进行测量,必要时可患侧和健侧对比测量。

（四）肌力评定

常用徒手肌力检查和器械检查。

1. 徒手肌力检查　按照"徒手肌力检查评定标准"完成相应检查动作,判定肌肉的收缩力量。

2. 器械检查　借助握力计、捏力计、拉力计等测量记录相应结果。

（五）围度测量

用无弹性的皮尺测量两侧肢体周径,然后进行比较,了解有无肌萎缩或肿胀。

三、术前康复

急性骨筋膜室综合征多需进行切开减压术,完善的术前康复能对后期的康复治疗起到帮助作用。

（一）健康宣教

医生对患者及患者家属进行健康教育,使患者充分了解病情,克服对于疼痛的恐惧心理,选择合适的治疗方案,尽早参与到康复治疗中。

（二）护理指导

护理人员指导患者正确的体位摆放、饮食管理、大小便训练、皮肤护理,教给患者及患者家属生活自理技术。特别注意,骨筋膜室综合征患者术前应放平患肢,不可抬高,以免加重肢体缺血、缺氧;术后可抬高患肢20°～30°,促进循环,加快肿胀消退。

（三）功能训练指导

治疗师可指导患者如何进行活动度练习、肌力练习,帮助患者尽快回归正常生活。

四、康复治疗

骨筋膜室综合征的治疗原则是早诊早治,彻底减压,减小伤残率,避免并发症。在遵循以上治疗原则的前提下,开始康复治疗。

（一）康复目的

缓解疼痛、恢复肢体正常功能。

（二）康复方法

1. 功能训练

（1）保守治疗:对于初发且病情尚轻的骨筋膜室综合征患者,解除患肢所有外固定及敷料,患肢放置于心脏水平位,配合甘露醇、高压氧疗等治疗措施,并密切观察病情有无加重,保守治疗无效行切开减压。

（2）手术治疗:对于病情严重的骨筋膜室综合征患者,筋膜间室内压（ICP）> 30mmHg立即进行切开减压术,由于术后手术切口多保持开放,用无菌敷料覆盖,患者活动不便,以静卧休息为主,完成二期缝合后,观察伤口愈合情况,伤口基本愈合后可在床上进行肌肉等长收缩训练,减轻术后肌肉萎缩,恢复后期需进行负重功能锻炼。

2. 物理因子治疗

（1）神经肌肉电刺激疗法:双极片,置于患处肌肉上,频率50Hz,以引起肌肉明显收缩为准,10～20min,每日1次,10次为1个疗程。

（2）红外线疗法:波长400～760nm的辐射线作用于患处,20～25min,每日1次,10次为1个疗程。

3. 作业治疗

指导患者有目的地进行作业活动,恢复肢体正常生理功能,回归正常生活。

4. 中国传统康复治疗

1）针灸治疗:针灸可改善血液循环,缓解疼痛,帮助患者尽快恢复肢体功能活动。

（1）主穴:选取阿是穴,辨证取穴加减:上肢前臂配合谷、内关、外关、曲池、少海;下肢小腿配血海、承山、膝眼、委中、丰隆、足三里。

（2）针灸方法:可用温针灸、电针法、拔罐等,留针20min,每日1次。

2）推拿治疗:对于骨筋膜室综合征恢复期的患者可采用推拿手法治疗。

（1）常用手法:摩法、揉法、推法、点穴法、抖法及摇法。

（2）选穴:上肢取曲池、内关、外关、合谷等;下肢取血海、足三里、丰隆、委中、承山。